これならわかる！
バイタルサイン
見かたとアセスメント

日本鋼管病院副院長兼看護部長
木下佳子 編著

ナツメ社

はじめに

「毎日バイタルサインを測っているけど、患者さんのためになっているのだろうか……」「バイタルサインは正常値だったのに、患者さんが急変してしまった」などの悩み、経験をお持ちの方はいらっしゃらないでしょうか？

私も今でこそ原稿を書いたり、臨床で教えたりしていますが、新人のころはバイタルサインを測定して先輩に報告すると「それで？」と聞かれて、答えに窮し、しどろもどろだったことを覚えています。今から思えば、その測定結果から「何がわかって、何に気をつけて、今後何をすればよいのか」をアセスメントとして説明することを求められたのだと思います。

本書は、そんな初心者の方に、どのように考えればバイタルサインを活用できるかをわかりやすく解説することを目指しています。

バイタルサインを血圧、脈拍、呼吸、体温に加え、意識レベル、疼痛、尿量ととらえ、第1章で一つひとつの基本的な考え方、測定方法などについて根拠をふまえて解説しました。バイタルサインをとらえる上で難しいのは、同じ値でも対象や状況によって異なるということです。そのため、第2章では対象の特性を、第3章では検査や周術期といった測定する状況ごとに注意する点などを解説しています。またバイタルサインは、その一つひとつの値だけでなく、その組み合わせによって、患者さんに起こっている病態や変化を考えることが重要です。その考え方を学ぶために、ショックと脳血管障害を例にとり、事例をまじえて、特に看護師の次の行動へつながるように解説を試みました。

患者さんの変化にいち早く気づき、急変や不利益になるような事態を予防するためには、バイタルサイン測定の技術を駆使し、患者さんに起こっている状態を予測することが大切です。さらに、次にどのように変化するのか、悪化を阻止するためにはどんな治療が必要で、看護師として何をしなければならないのか、と行動につなげていくための思考過程が求められます。このような思考過程を獲得し、明日からのより良い看護に活用していただければと思います。

日本鋼管病院副院長兼看護部長
木下佳子

執筆者一覧

編著

- 木下 佳子（きのした よしこ）　日本鋼管病院副院長兼看護部長

執筆（五十音順）

- 大倉 圭恵（おおくら たまえ）　東京臨海病院 看護部
  集中ケア認定看護師

- 大塚 淳子（おおつか じゅんこ）　NTT東日本関東病院 看護部 ICU／SCU
  脳卒中リハビリテーション看護認定看護師

- 坂木 孝輔（さかき こうすけ）　東京慈恵会医科大学附属病院 ICU
  急性・重症患者看護専門看護師

- 鈴木 裕美（すずき ひろみ）　NTT東日本関東病院 看護部
  がん化学療法看護認定看護師

- 福田 友秀（ふくだ ともひで）　共立女子大学看護学部 成人看護学領域
  急性・重症患者看護専門看護師

- 前田 菜穂子（まえだ なおこ）　東京慈恵会医科大学附属病院 看護師
  助産師 保健師

- 松浦 れい子（まつうら れいこ）　NTT東日本関東病院 看護部
  がん性疼痛看護認定看護師

- 木村 沙織（きむら さおり）　NTT東日本関東病院 看護部
  精神看護専門看護師

- 吉川 聖（よしかわ ひじり）　NTT東日本関東病院
  副看護部長

- 善村 夏代（よしむら かよ）　NTT東日本関東病院 看護部
  集中ケア認定看護師

もくじ

はじめに ……………………………………………… 2
執筆者一覧 …………………………………………… 3
バイタルサインの見かた …………………………… 6

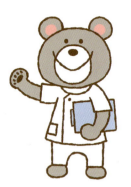

第1章　バイタルサインの意味と測定法

1　血圧　坂木 孝輔 …………………………………………………………… 12
血圧とは？／血圧の仕組み／異常を見つけるポイント／測定方法のおさらい

2　脈拍　坂木 孝輔 …………………………………………………………… 24
脈拍とは？／脈拍の仕組み／異常に気づくポイント／測定方法のおさらい

3　呼吸　坂木 孝輔 …………………………………………………………… 32
呼吸とは？／呼吸の仕組み／異常を見つけるポイント／測定方法のおさらい

4　体温　善村 夏代 …………………………………………………………… 46
体温とは？／体温の仕組み／異常に気づくポイント／測定方法のおさらい

あわせて確認したいサイン

5　意識　大塚 淳子 …………………………………………………………… 54
意識とは？／意識の仕組み／異常に気づくポイント／基本の評価方法

6　尿量　福田 友秀　なぜ尿量を測定する？／異常を見つけるポイント ……… 62

7　疼痛　松浦 れい子　痛みとは？／異常を見つけるポイント ……………… 66

第2章　対象により注意すること

1　高齢者　福田 友秀 ………………………………………………………… 74
どんな特徴がある？／バイタルサインの見かた／あわせて確認したいポイント

2　小児　坂木 孝輔 …………………………………………………………… 82
どんな特徴がある？／バイタルサインの見かた／あわせて確認したいポイント

3　妊産婦　前田 菜穂子 ……………………………………………………… 90
どんな特徴がある？／バイタルサインの見かた／あわせて確認したいポイント

4　終末期　松浦 れい子 ……………………………………………………… 96
どんな特徴がある？／バイタルサインの見かた

5　精神疾患をもつ患者さん　木村 沙織 ………………………………… 102
どんな特徴がある？／バイタルサインの見かた／あわせて確認したいポイント

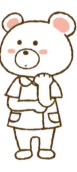

第3章 状況別 バイタルサイン

1. **救急** 福田 友秀　どんなことが起こりうる？／対応のポイント ……… 112
2. **周術期** 福田 友秀、大倉 圭恵　どんなことが起こりうる？／アセスメントのポイント ……… 118
3. **検査後** 吉川 聖 ……… 126
   【内視鏡検査】どんなことが起こりうる？／【ERCP】どんなことが起こりうる？／【血管造影】どんなことが起こりうる？
4. **輸血** 福田 友秀　どんなことが起こりうる？／アセスメントのポイント ……… 132
5. **化学療法** 鈴木 裕美
   どんなことが起こりうる？（①過敏症／②発熱性好中球減少症／③高血圧） ……… 138
6. **鎮静** 福田 友秀　どんなことが起こりうる？／アセスメントのポイント ……… 144

第4章 病態とバイタルサイン

1. **ショック** 木下 佳子　ショックとは？ ……… 152
   起こりやすいショック
   ❶ **敗血症性ショック** ……… 154
   敗血症性ショックとは？／バイタルサインはどう変わる？／
   早期発見・対処のポイント／事例から考えてみよう

   ❷ **アナフィラキシーショック** ……… 160
   アナフィラキシーショックとは？／バイタルサインはどう変わる？／
   早期発見・対処のポイント／事例から考えてみよう

   ❸ **出血性ショック** ……… 166
   出血性ショックとは？／バイタルサインはどう変わる？／
   早期発見・対処のポイント／事例から考えてみよう

   ❹ **心原性ショック** ……… 172
   心原性ショックとは？／バイタルサインはどう変わる？／
   早期発見・対処のポイント／事例から考えてみよう

   ❺ **心タンポナーデによるショック** ……… 176
   心タンポナーデによるショックとは？／バイタルサインはどう変わる？／
   早期発見・対処のポイント／事例から考えてみよう

2. **脳血管障害** 大塚 淳子 ……… 180
   脳血管障害とは？／バイタルサインはどう変わる？／早期発見・対処のポイント／
   事例から考えてみよう

さくいん ……… 187　　参考文献 ……… 190

- 本書で紹介しているアセスメント・ケア方法などは実践により得られた方法を普遍化すべく努力しておりますが、万一本書の記載内容によって不測の事故等が起こった場合、編著、著者、出版社はその責を負いかねますことをご了承ください。
- 本書に記載している機器等の選択・使用方法については、2019年3月現在のものです。機器等の使用にあたっては、個々の取扱説明書を参照し、使用方法等をご確認ください。

バイタルサインの見かた

毎日のように測定するバイタルサイン。しかし、ただ測定しているだけでは意味がありません。測定値から患者さんに起こりうる変化を予測し、行動につなげられるよう、今一度学び直していきましょう。

バイタルサインを測定する意味は？

南山堂『医学大辞典』によると、「バイタルとは生きている、サインとは徴候の意味で、バイタルサインとは人間が生きている状態を示す徴候（生命徴候）」をいいます。

人が生きている場合には、心臓が拍動し、呼吸をし、体温を維持し、排泄し、物ごとを考え、出来事に対して反応します。しかし人を一目見て、生きているかどうかはわかっても、正常に問題なく生きているかは判断できません。

そこで、体に問題が起きているかを客観的にとらえるための指標を、バイタルサインとして測定します。バイタルサインは、通常、血圧・脈拍・呼吸・体温の4つを指します。

■バイタルサインから体の状態を予測できる

第1章以降で詳細に述べますが、血圧を測定することで酸素を含んだ血液を重要臓器に運べているかがわかります。また脈拍で心臓の動きを予測することができ、呼吸数やパターンをみることで呼吸状態だけでなく体が酸性あるいはアルカリ性に傾いているなどの状態がわかります。体温は、感染などで細菌など

バイタルサインの種類

基本の4つのサイン ＋ **必要に応じて その他のサイン**

- **呼吸** 換気の状態や酸塩基平衡がわかる
- **体温** 感染症の有無や調節機能の状態などがわかる
- **脈拍** 心臓の状態がわかる
- **血圧** 血液循環の状態がわかる

- ● 意識状態
- ● 疼痛
- ● 尿量 など

基本の4つのバイタルサインに加えて、患者さんの病態などに応じて意識状態や疼痛、尿量といった情報を収集していく。

と戦っている体の状態を予測するのに役立ちます。

この4つのバイタルサインは、体に針を刺したりせず、非侵襲的に測定することができ、さまざまな情報をもたらしてくれる大変有用なサインになります。

血圧・脈拍・呼吸・体温に加えて、意識状態や疼痛、尿量などをあわせてアセスメントすることが大事です。

■今後起こりうる変化を見通すヒントにもなる

では、この本を読んでいただいている方は、どのようなときにバイタルサインを測定しているでしょうか。測定する状況によって目的は違いますが、共通しているのは、前述した「体の状態を知る」ということ、そして「今後起こりうる変化を予測する」ということでしょう。

たとえば、健康診断でバイタルサインを測るとき、その目的は「通常のその人の体の状態を知ること」です。「血圧が高いから動脈硬化を起こしているかもしれない」「脈の結

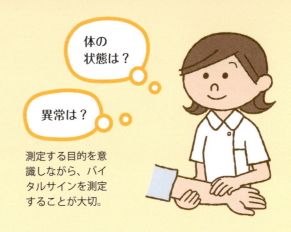

体の状態は？
異常は？

測定する目的を意識しながら、バイタルサインを測定することが大切。

滞があるから不整脈があるのかもしれない」など、隠れている病気を探し、予防につなげようとしているわけです。

急性期病院に勤めている方は、手術や処置後の患者さんのバイタルサインを測定することが多いことでしょう。その場合の測定の目的は「術後や処置後に起こりうる異常を早期に発見し、対処すること」です。バイタルサインを測定することで、術後に出血しているかもしれない、心臓に問題が起こっているかもしれないといったことを予測し、看護師として何をしなければならないかを判断するための根拠とするのです。

バイタルサインはどうアセスメントすればいいの？

バイタルサインの測定自体は、方法を覚えて訓練すれば、それほど難しいものではないでしょう。難しいのはバイタルサインから患者さんの状態を予測することです。

■測定する目的をはっきりさせる

バイタルサインを測定するときには漫然と測定せず、目的を明確にすることが必要です。たとえば術前の測定であれば、手術を行うにあたり、患者さんに異常が起こっていないか、手術を行っても危険がないか確認することが目的になるでしょう。術後の測定であれば、合併症を早期発見するために行います。

■ほかの数値と比較する

4つのバイタルサインを測定したら、まずその数値から何が考えられるのか検討します。数値はそれだけでは意味をなさず、比較することで意味をなします。比較する数値には、正常値（基準値）、前回の測定値、患者さんの通常の値があります。

はじめに一般的にいわれている正常値（基準値）と比較し、正常なのか異常なのか、あるいは高いのか低いのかを考えます。しかし、正常値だからといって安心してはいけません。時間的な変化も考える必要があります。

効果的にアセスメントするための3つのポイント

ポイント1
基準値や前回値と比較する

基準値や前回の測定値、患者さんの通常の値と比較し、正常範囲内か、ふだんの値との違いがないかを確認する。

ポイント2
ほかのサインと組み合わせる

バイタルサインは相互に関連している。1つのサインの値だけで考えるのではなく、ほかのサインとあわせて検討する。

ポイント3
患者さんの状況を考える

患者さんの特性や、置かれている状況などによって基準値や注意したい徴候などが異なる。患者さんの状況を考慮する。

血圧が120/80mmHgという正常な値であっても、その30分前に150mmHgだったとしたら、30分の間に30mmHgも急激に下がったことに注意しなければなりません。

■ **患者さんのいつもの値を知っておく**

また、その人の個別性や対象の特殊性にも注目しましょう。もともと体温が低い人、血圧が高い人、その値と比べて今の値がどうなのかを考えます。患者さんに「いつもはどのくらいの血圧ですか？」と聞いておくとよいでしょう。小児・高齢者など対象の特殊性についても考慮が必要です（詳細は第2章）。

■ **ほかの数値と組み合わせて考える**

またバイタルサインは、単独で考えるのではなく、4つのバイタルサインやその他の情報を組み合わせて考えることが大切です。

人間の体は、ホメオスターシス（恒常性）といって、できるだけ一定の状態を保とうとしています。たとえば出血して血圧が下がりそうになると、頻脈になって大切な臓器にできるかぎり酸素を送ります。そのため、"血圧は下がっていないが頻脈になっている"という状態になります。もう少し注意してみると、落ち着きがない、元気がない、手足が冷たいといった状態に気づけるかもしれません。

血圧だけをみていても変化に気がつきませんが、頻脈やフィジカルアセスメントから得た情報とあわせてみることで、体に起こっている異常な状態を早期に発見できます。

■ **患者さんの置かれている状況を考える**

そして、救急入院、周術期、検査後、輸血、化学療法、鎮静後といった状況も大切です（詳細は第3章）。

再び術後を例にとると、術後の合併症の可能性が想定されるでしょう。術後出血や術後の感染が起こるかもしれないと考えたとき、測定したバイタルサインがその徴候を示していないかを考えます。そのためには、出血だったらどんなバイタルサインを示すのか、肺炎や感染症ならどうかと理解しておくと、想定しやすくなります（ショックについての詳細は第4章）。

前回の測定値や患者さんのふだんの値、また患者さんの置かれている状態などを考慮に入れてアセスメントする。

> どうすれば測定値から次の行動に結びつけられるの？

バイタルサインから患者さんに起こっていることを想定し、悪化を防ぐことが大切ですが、バイタルサインだけでは患者さんに起こっていることはわかりません。

■ 最悪の事態を想定しながら情報を集める

状態をくわしく把握するために==さらなる情報を集めます==。たとえば術後、「血圧は下がっていないが、頻脈になっている。出血が疑わしいものの、はっきりしない」という状況になったら、追加の情報を求めてフィジカルアセスメントや検査結果などから情報を探します。この場合では「貧血を示すサインはないか？」「ヘマトクリットやヘモグロビンの値に異常はないか？」といった情報が役に立ちます。

==優先順位も重要==です。命にかかわる最悪の事態を想定して情報を集め、それが違うことがわかったら、次に悪い状況を考えて情報を集めるようにします。患者さんの頻脈をただ「痛みによって頻脈が起きているだけ」と片付けてしまうと、急変に気がつかない可能性があります。

■ 想定された事態から次の行動を考える

想定した最悪の事態が否定できない、つまり術後出血が想定された場合は、患者さんを

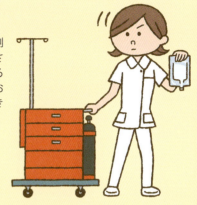

バイタルサインの測定値などから患者さんの状態を把握することができれば、おのずと次に行うべき行動が見えてくる。

助ける方法を考えます。

早急に医師への連絡が必要ですが、そのとき、「医師がどんな指示を出すのか？」「出血を止める方法は？」と考えていくと、次の行動が見えてきます。必要なのは止血剤、輸液、輸血……と考えれば、「何の薬を準備するか」「輸液や輸血が投与できるラインがあるか」「輸血はどう取り寄せるか」と考えていくことができます。それでも出血が止まらなければ、手術が必要になるかもしれません。その場合、「どう手術室に連絡し、患者さんや家族の同意をとり、患者さんを搬送するのか」と、とるべき看護師の行動を考えていくことができます。

バイタルサインを測定したら必ず記録を

バイタルサインを測定したら、必ず記録として残します。どのように記録するかは施設ごとに決められていると思います。

記録すると同時に、前の記録と比べてみましょう。チャートとしてつければ、その変化がわかるはずです。もし、自分で温度表のレンジの幅を変更できるなら、血圧のレンジと脈のレンジを同じにしておくと、患者さんの変化に気づきやすくなります。

P168で詳細を説明しますが、脈拍の値は、収縮期血圧の値よりも低いのが正常です。もし、脈拍が収縮期血圧の値を追い越したら、20％程度の出血か、脱水を示している可能性があります。

アドバイス

機械に頼りすぎず、患者さんをよくみましょう

医療機器の発達で、患者さんの状態を把握する重要な情報が得られるようになりました。たとえばSpO_2は酸素化の指標としては大変有用です。一方で、SpO_2に頼りすぎ、呼吸数を測定しない看護師が増えています。また、SpO_2を測定する器具に脈拍も表示されているからといって患者さんの脈に触れる機会が減っているようにも感じます。

SpO_2は酸素化の指標ですが、換気についての情報を得るには不十分です。呼吸が止まったとしてもSpO_2がすぐに低下するわけではないため、SpO_2だけにとらわれていると、呼吸停止に気づけないことも考えられます。

また、呼吸数は、SpO_2が示す意味と違う重要な情報を提供してくれます。呼吸は、酸素や二酸化炭素のガス交換によって、体の酸塩基平衡や脳圧のコントロールにも関与しています。したがって呼吸数をみることで、これらの状態の評価をすることもできます。ショック状態のときなど、最初に現れるのは呼吸数の増加です。こうしたことから、呼吸数を測定することは重要です（P32参照）。

ぜひ、機械だけに頼るのではなく、患者さんと話して、触れて、自分の目で見て、アセスメントと「看護師としての次の行動」に結びつけていただければと思います。

異変に気づくために大切なこと

見る
患者さんの顔色を見て循環状態を知ることができたり、表情などから不調に気づいたりできる。

触れる
患者さんに触れることで、皮膚の冷感や湿潤、血管の弾性の異常などに気づくことができる。

話す
患者さんと会話をすることで、話すリズムや言葉の区切り方から呼吸の速さの想定もできる。

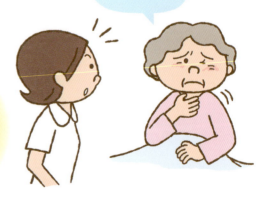

く、る、し……

会話から呼吸の速さを推測することができる。たとえば、「看護師さん、息が苦しいです」と訴えられる人は、20回/分以下の呼吸数で軽度の頻呼吸と考えられるが、「苦しい」としか言えない人は、30回/分以上の呼吸数でより重い頻呼吸と考えられるため、早急に対処が必要になる。こうした状況にも話すことで気づくことができる。

第1章

バイタルサインの意味と測定法

1	血圧……12	あわせて確認したいサイン
2	脈拍……24	5 意識……54
3	呼吸……32	6 尿量……62
4	体温……46	7 疼痛……66

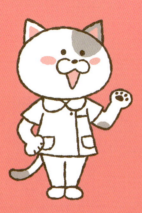

1 血圧

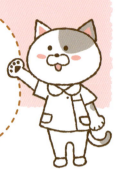

血圧をみることで、血液がきちんと体を流れているかどうかがわかります。計測する機会も多いですが、仕組みや計測方法などをきちんと理解することが大切です。

血圧とは？

人の体はおよそ37兆個の細胞からつくられていて、これらの細胞は、生きるために外界と物質交換をし続ける必要があります。細胞は酸素と栄養を受け取り、二酸化炭素や老廃物を受け渡しますが、自ら動くことはできないので運ばれてくるのを待っています。この物質を運ぶ役割を担っているのが血流です。

血圧を測定することで、血液が組織に届いていると推測できる

心臓のポンプによって送り出された血液は、動脈を通って組織の細胞に届き、静脈を通って心臓に戻ってきます。血流がどのくらい順調に組織の細胞に流れているのかが重要ですが、外からその様子を見ることはできません。そこで私たちは簡単に測定できる血圧を指標に血流を評価しています。

血圧とは、血液が体を流れるときに血管の壁にかかる圧力のことをいいます。血管の壁にあたる圧力が高ければたくさん血液が流れていて、血圧が低ければ少ししか流れていないと推測するのです。

もちろん血管は伸び縮みするので、圧力だけで判断することには限界があるということを知っておくことも重要です。

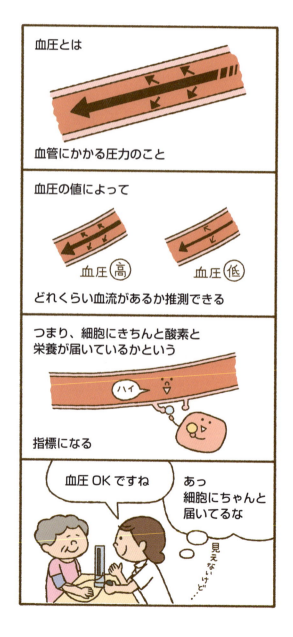

血圧には収縮期血圧、拡張期血圧、平均血圧の3つがある

血圧には収縮期血圧（SBP）、拡張期血圧（DBP）、平均血圧（MAP）の3つがあります。そのそれぞれの血圧の意味を理解することが、臨床ではとても重要です。

■ 収縮期血圧
（SBP：Systolic Blood Pressure）

心臓が収縮し、血液を送り出す際の最高の圧のことです。「最高血圧」や「上の血圧」「Systolic（シストリック）」と呼ぶこともあります。収縮期血圧が高いと、左室の後負荷の上昇や動脈性の出血のリスクに関係します。また、慢性的に収縮期血圧が高いと動脈硬化を引き起こし、脳卒中や心筋梗塞の原因になります。

したがって出血のリスクが高くて血圧を管理したい場合や、慢性的な動脈硬化にともなう合併症を管理したい場合に、収縮期血圧を指標として使います。ショックに陥っていないかをみる臓器灌流の指標には適しません。

■ 拡張期血圧
（DBP：Diastolic Blood Pressure）

心臓が拡張し、静脈から心臓に血液が戻ってくるときの最低の圧のことです。「最低血圧」や「下の血圧」「Diastolic（ダイアストリック）」と呼ぶこともあります。

収縮期に心臓から送り出されていた血液は、大動脈の弾性復元力と呼ばれる伸びて元に戻る力によって、末梢に押し流されます。このとき、心臓方向に逆流してきた血液は大動脈弁が閉じているため押し返され、一部は大動脈の付け根にある冠動脈へと流れます。そのため、拡張期血圧は冠動脈の灌流の指標になります。

心肺蘇生で胸骨圧迫をする際は、冠動脈により多くの血流を流したいため、拡張期血圧を上げる必要があります。胸を押したら、しっかりと元の位置まで戻す（心臓を拡張させる）ことが重要になるのはこのためです。

■ 平均血圧
（MAP：Mean Arterial Pressure）

心臓が1回の収縮から拡張までを通して

動脈圧波形と平均血圧の関係

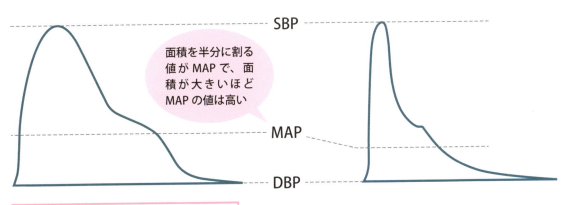

面積を半分に割る値が MAP で、面積が大きいほど MAP の値は高い

MAP = DBP+(SBP-DBP)/3

（例）血圧 120/60mmHg の場合
MAP = 60+(120-60)/3＝80mmHg

同じ SBP、DBP でも MAP は異なることもある。A ラインが挿入されていない場合は左のように平均血圧を求めることができる。

※これは心拍数が 60 回/分で拡張期が 1 心周期の 3 分の 2 を占めるという仮定に基づいている。

血液を組織に流す圧のことです。ICUで血圧といわれたら、一般的には平均血圧を指します。「Mean（ミーン）」「MAP（マップ）」と呼ぶこともあります。ICU（または手術室）では、多くの場合、動脈に直接カテーテル（Aライン）を挿入して観血的（侵襲的）に血圧を測定します。

この際、収縮期血圧と拡張期血圧が表示されるだけでなく、平均血圧やP13の図のような動脈圧波形がモニタリングされます。この波形の面積は組織へ還流される量を示しています。一般的に、低血圧が問題になるのは臓器灌流が低下するためです。したがって、==臓器灌流を維持するために血圧をある値以上に維持したい場合は収縮期血圧ではなく平均血圧を指標にすることが大切です。==

血圧の仕組み

皆さんはオームの法則を覚えていますか？中学2年生で習う電圧（V）＝電流（A）×抵抗（Ω）という公式です。この式は、**血圧＝心拍出量×末梢血管抵抗**というように、循環に置き換えて考えることができます。つまり、血圧は**心拍出量**と**末梢血管抵抗**の2つの変数で決まります。

■心拍出量とは

心拍出量は、==心臓が1分あたりに拍出する血液の量==です。したがって1回あたりに心臓が拍出する血液の量である**一回拍出量**と、1分間の心臓の拍動した回数である**心拍数**をかけあわせた値となります。

一般的に、一回拍出量は前負荷が増加するほど、後負荷が減少するほど、心筋収縮力が強いほど多くなります。

■前負荷・後負荷とは

前負荷は心臓が収縮する直前に心室にかかる負荷のことです。つまり、心臓が拡張したときにどれだけの血液が心室の中にあるのか（拡張末期容積）を示します。

後負荷とは心臓が収縮するときに心臓にかかる負荷のことです。要するに、心臓がどれだけ頑張って収縮しなければならないかとい

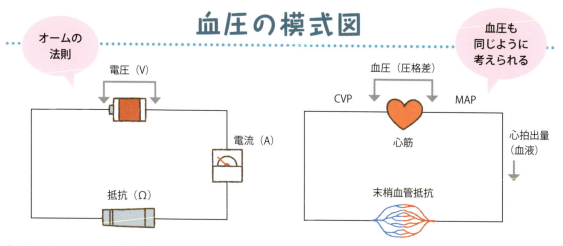

血圧の模式図

血圧は心拍出量と末梢血管抵抗の2つの変数で決まる。心拍出量が多い場合や、末梢血管抵抗が高い場合に血圧は上がる。

血圧を構成する因子

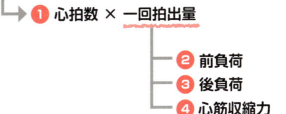

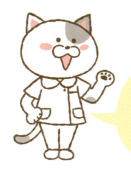

血圧を構成する因子を考えることで、血圧に異常があった場合にどこに介入すればよいかが明確になります。

うことです。末梢血管抵抗が高かったり、大動脈弁が狭窄していたり、血液粘稠度が高かったり、動脈の弾性が低かったりすると心臓は頑張って収縮しなければ血液を送り出せないので、後負荷は増加します。

■ 末梢血管抵抗とは

末梢血管抵抗は血管の抵抗のことで後負荷の1つです。各臓器に血流を供給する細動脈は平滑筋が発達していて、それぞれが適度に収縮することで臓器間での血流の分布を変化させています。

まとめると、血圧を構成する因子は、心拍出量（❶心拍数、❷前負荷、❸後負荷、❹心筋収縮力）と❺末梢血管抵抗になります。このような因子を考えていくことで、血圧に異常が起きたときにどこに介入すべきか、方向性を考えることができます。

前負荷が低下しても血圧を維持できるシステムがある

出血や脱水などが起こると前負荷は低下します。しかし、血圧はすぐに低下するわけではありません。それは、私たちの体にはホメオスターシスといって内部環境を一定に保とうとする働きがあるからです。

血圧を調節する仕組みは、神経性調節と液性調節の2つがあります。神経性調節は交感神経や副交感神経といった電気信号を使ったルートでの調節で、即効性があります。一方、液性調節はカテコールアミンなどの血液を介した内分泌での調節で、時間はかかりますが持続性があります。

■ 受容体が血圧の高低を感知する

まず、血圧が高いのか、低いのかという情報を体にある3つの受容体でキャッチします。この受容体は、大動脈弓と頸動脈洞、腎臓の糸球体に入る輸入細動脈にあります。大動脈弓は全身に血液を送る最初のポイント、頸動脈洞は脳に血液を送るポイント、腎臓は体内の水分を調節する重要なポイントなので、それぞれに受容器があることは理にかなっています。

■ 大動脈弓・頸動脈洞での調節の仕組み

大動脈弓や頸動脈洞で血圧の低下を感知すると、延髄の循環中枢に情報が伝わって交感神経が刺激され、心筋収縮力と心拍数が高まります。同時に、生命維持に直接関係しないような末梢の細い血管を収縮させて、脳や心臓など生命維持に必要な体の中心部に優先的に血液が流れるようにします。

また、交感神経の刺激を受けた副腎髄質がカテコールアミンを分泌し、血圧を上昇させ

ます。

■ 腎臓での調節の仕組み

一方、腎臓の輸入細動脈で血圧の低下を感知すると、腎臓からレニンの分泌が増えます。レニンは、肝臓から分泌されるアンジオテンシノーゲンに作用しアンジオテンシンⅠに変換され、さらに肺から分泌されるアンジオテンシン変換酵素（ACE）の作用でアンジオテンシンⅡに変換されます。アンジオテンシンⅡは末梢血管収縮作用をもち、副腎皮質でつくられるアルドステロンの分泌を促進します。アルドステロンは血中のカリウムを排泄させてナトリウムの再吸収を促進し、循環血液量を増加させます。

このように、代償機構が働くことで血圧は維持されています。

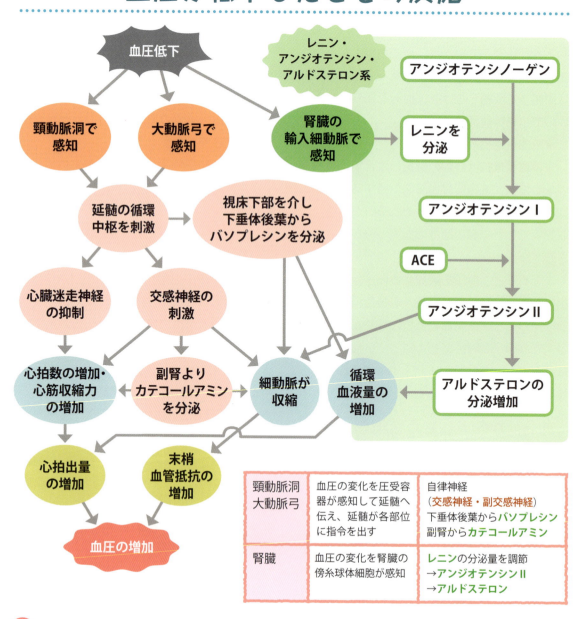

血圧が低下したときの反応

異常を見つけるポイント

高血圧の定義はガイドラインでは**収縮期血圧 140mmHg 以上**または**拡張期血圧 90mmHg 以上**であるとされています。

一方、**低血圧**の定義は見当たりませんが、一般的には**収縮期血圧 100mmHg 以下**、または**拡張期血圧 50mmHg 以下**とされていることが多いようです。**平均血圧は 65mmHg 以上**を保つのが管理の目安になります。

> これらの値はあくまで目安であり、普段の血圧と比較して判断する必要があります。

🔍 急激な血圧上昇

高血圧により緊急の対応が必要になるのは、**収縮期血圧 ≧ 180mmHg** または**拡張期血圧 ≧ 120mmHg** で、臓器障害を合併するときです。これは高血圧緊急症といい、ICU などに入室して緊急で血圧管理をする必要があります。

● **高血圧緊急症の基準値**

収縮期血圧	180mmHg 以上
拡張期血圧	120mmHg 以上

＋

臓器障害

🔍 血圧低下

血圧が低下するとさまざまな症状が起こりますが、血圧の受容器のある場所を考えると、起こりうる症状もわかりやすくなります。

頸動脈洞への血流が減って脳への血流が不足すれば、ボーッとしたり、興奮したりと意識に問題が出てきます。大動脈弓への血流が減って全身に行く血流が不足すれば、重要臓器に血流を配分するために皮膚への血流は減り、冷たく、蒼白になり、**CRT**（Capillary Refill Time：毛細血管再充満時間）は延長します。腎臓への血流が少なくなれば尿量が減ります。

血圧が低下した場合には、これらの症状と、

● **血圧低下時に起こりやすい症状**

- ☐ 意識レベルの低下
- ☐ 皮膚の冷感・蒼白
- ☐ 尿量の減少
- ☐ CRT の延長　など

CRT の延長の見かた

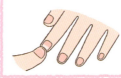

指の爪床を 5 秒圧迫した後に解除し、元の爪の色に戻る時間を測定する。2 秒よりも長ければ「延長」。

血圧を構成する要素を複合的にとらえて、臓器灌流を評価することが重要です。

異常が起きたら……

血圧の低下がみられた場合、その原因がどこにあるかを考えることが重要です。しかし前述のように代償機構があるため、「血圧が下がっていないから大丈夫」と血圧の値のみで判断することは危険です。血圧が低下してから対処しようとすると、時間的猶予がなく急変の可能性が高くなるため、代償機構が働いているうちに対応することが重要です。

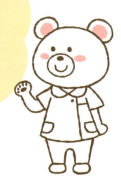

対応を考える際は、どこに異常の要因があるのかを考えることが重要です。それぞれに代表的な対応を整理します。

前負荷が減少している場合

前負荷が減少する代表的な原因は**出血**です。循環血液が血管外に失われることで前負荷が減少します。ほかにも、**脱水**のように循環血液量が不足したり、熱傷や膵炎のように循環血液が血管外へ漏出したりすることが原因で、前負荷は減少します。

対応は、循環血液量の喪失を減らすことと、循環血液量を補うことです。輸液をする際は急速に投与し、その反応性を評価します。基本的に不必要な輸液はしたくありませんから、介入の反応性をみることが大事です。

図のフランク・スターリングの曲線を見て

● **フランク・スターリングの曲線**

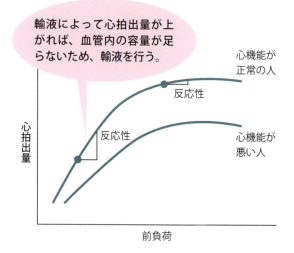

輸液によって心拍出量が上がれば、血管内の容量が足らないため、輸液を行う。

PLRの実施方法

半坐位の状態　　　　　　　　　**急激に下肢を挙上**

頭を45°上げている状態から、一気に下肢を45°上げる。

もわかるように、ある一定の範囲までは前負荷が大きいほど心拍出量は上がり、血圧は上昇します。輸液であまり血圧が上昇しなければ、原因は他にあると考えます。

PLR（Passive Leg Raising：受動的な下肢の挙上）を行い、この反応性で輸液の必要性を考慮することもあります（P18の図参照）。半坐位の状態から急激に下肢を挙上すると、一時的に300mL程度の前負荷の増加が期待できるといわれています。つまり、PLRで血圧が上がれば、循環血液量が不足していると考えられます。ただし、心機能が悪い人に前負荷を増加させることは、心臓の仕事量を上げることになるので注意が必要です。

後負荷が低下している場合

後負荷を減少させる代表的な状態は、**敗血症**や**アナフィラキシー**、**脊髄ショック**です。細菌の毒素やアレルギー、反射などにより、末梢の血管が拡張することで後負荷が減少します。これらの状態では、末梢が温かいのが特徴です。循環血液量は減っていませんが、血管が拡張することで相対的に前負荷が減ってしまうため、多くの輸液が必要になります。血圧が維持できない場合は、ノルアドレナリンなどの血管収縮作用がある薬剤の投与を検討します。

● 後負荷を減少させる代表的な疾患

- 敗血症
- アナフィラキシー
- 脊髄ショック　　　など

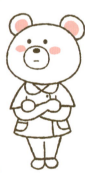

血圧が低下しているのに末梢が温かい場合は後負荷の減少が考えられます。

心筋収縮力が低下している場合

心筋収縮力の指標としては、心エコーの**左室駆出率**（LVEF：Left Ventricular Ejection Fraction）がよく使われます。これは心臓が拡張したときの体積のうち、どれだけ駆出されたかを示す値です。単純にEFと略して呼ぶこともあります。拡張期末期左室体積が100mLで一回拍出量が70mLであれば 70/100 × 100 = 70% となります。

心筋虚血や心筋症が起こると心筋収縮力が低下します。対応は、原疾患の治療、心負荷を減らすことや心筋の収縮力を上げる強心薬などの検討です。心筋収縮力が低下している患者さんに過度な前負荷や後負荷をかけると、心臓の仕事量が増加し状態を悪化させてしまう可能性があるので慎重に行う必要があります。

● LVEF（EF）の目安

正常値	60%以上
軽度低下	50%以下
中等度低下	40%以下
重度低下	30%以下

測定方法のおさらい

血圧を初めて測定したのはイギリス人牧師のスティーヴン・ヘールズといわれています。彼は牝馬の大腿動脈に挿入したパイプにガラス管を接続して、血液の柱が上昇することや、高さが心拍にともなって上下する脈圧変化を見出しました。このように、血圧測定の歴史は直接法から始まっています。

■ 現在は間接法が一般的

一方、現在最もスタンダードな方法である聴診法による血圧測定（間接法）は、1905年にロシア人医師のニコライ・コロトコフによって提唱されました。

彼はカフを上腕に巻き、カフ圧を末梢の拍動が消失するまで急速に上昇させた後に次第に低下させ、動脈内で起こる乱流の聴診（コロトコフ音）とカフに接続した水銀柱変化の関連について示しました。カフ圧を低下させ最初にコロトコフ音の聴取された時点が収縮期血圧、コロトコフ音が消失した時点が拡張期血圧に相当します。

これは現在でも、血圧測定のゴールドスタンダードとして使用されています。

間接法（聴診法）の測定

間接法ではカフを巻き、基本的に上腕で測定します。

測定の際は、まず患者さんがリラックスできるような環境をつくります。緊張が高い状態で測定すると、交感神経が優位となり血圧が上昇しやすくなるため、あえて世間話をするなどの工夫をするとよいでしょう。

測定するタイミングは、定期的に測定することを基本として、「何かおかしいな？」と変化を感じたら、その都度測定するようにしましょう。

■ カフの選択・計測位置

カフの適切な選択を行い、心臓の高さにいちばん近い上腕動脈を測定部位にするのが一般的です。ケガをしていたり、シャントやリンパ節郭清後など上腕で測れないときに下肢

カフサイズの選び方

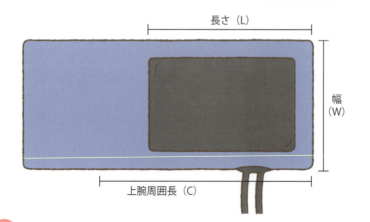

● カフサイズの計算方法

$$L = 0.8 \times C$$
$$W = 0.4 \times C$$
$$C = 2.5 \times W$$

カフサイズは上腕周囲長に応じて選択する。カフの空気袋の長さは上腕周囲長の最低80％以上、幅は最低40％以上あるものを選択する。

聴診法による測定方法（間接法）

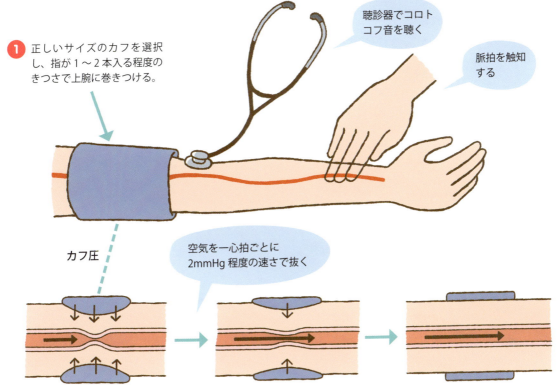

1. 正しいサイズのカフを選択し、指が1～2本入る程度のきつさで上腕に巻きつける。

聴診器でコロトコフ音を聴く

脈拍を触知する

カフ圧

空気を一心拍ごとに2mmHg程度の速さで抜く

2. ポンプで空気を送り込み、カフの内圧をSBPよりも高くする。この時、血流が遮断されるので何も聴診できなくなる。

3. カフの圧力がSBPを下回ると収縮期のみに血流が流れはじめる。この拍動が聴こえ始めた点の圧力がSBP。

4. さらにカフの空気を抜くと、カフ圧がDBPを下回る。すると、血管は完全に開通し、血流がスムーズに流れることによって乱流がなくなりコロトコフ音は消失する。この点における圧力がDBP。

● 拡張期血圧・収縮期血圧とカフ圧

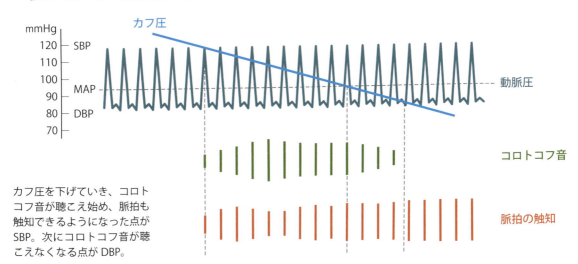

カフ圧を下げていき、コロトコフ音が聴こえ始め、脈拍も触知できるようになった点がSBP。次にコロトコフ音が聴こえなくなる点がDBP。

Anesth Analg.（Kuck K, Baker PD / 127(2) / 2018年 / P408-411）を参考に作成

で測定することもありますが、上肢よりも下肢の方が動脈の血管抵抗が高く、測定値は下肢の方が高くなる傾向があります。

大動脈解離が疑われる場合などには、四肢の血圧を測定します。左右差があれば大動脈解離や動脈硬化による鎖骨下動脈の狭窄などが考えられるため医師に報告しましょう。

また、カフのサイズがゆるすぎたり、幅が狭すぎると高めに測定され、きつすぎたり幅が広すぎる場合は低く測定されます。

■ 測定時の注意点

末梢静脈ラインが留置されている場合は、留置されていない側で測定するのが原則です。透析のためにシャントのある患者さんは、血圧測定をすると圧迫でシャントの血流を止めてしまうのでシャントに負担をかけてしまいます。また、乳がん術後などでリンパ節郭清をしている患者さんではリンパ浮腫を増悪させる可能性があります。可能であれば患肢側での血圧測定は避けましょう。

直接法での測定

直接動脈にカテーテルを留置して観血的に血圧を測定する方法で、ICUなどで重症の患者さんを管理するときなどによく使います。このデバイスは、動脈（Artery）に留置していることからAラインと呼ばれます。

橈骨動脈にカテーテルを挿入し、トランスデューサーいう圧力を電気的に変換する機器に接続すると、モニターに血圧値と血圧波形が表示されます。血圧波形からは、循環血液量（呼吸性変動）、心筋収縮力（波形の立ち上がり角）、心拍出量（波形下の面積）、体血管抵抗（Dicrotic Waveの有無）、脈圧（波形の幅）など多くの情報を読み取ることができます（詳細は下図参照）。

体位変換などで動いた際、トランスデューサーが体より低くなると血圧は高く、トランスデューサーが体より高くなると血圧は低く出ます。また、気泡が流入して圧がうまく伝

Aラインの波形からわかること

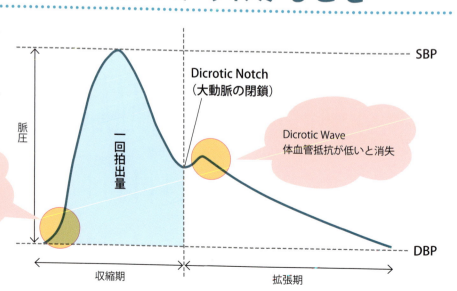

波形の最も高いところがSBP、最も低いところがDBP。立ち上がりからDicrotic Notchまでの間が収縮期、それ以降が拡張期の血圧となる。

波形の立ち上がりが急なほど心筋収縮力が強い。

Dicrotic Notch（大動脈の閉鎖）

Dicrotic Wave
体血管抵抗が低いと消失

Ａラインの回路のイメージ

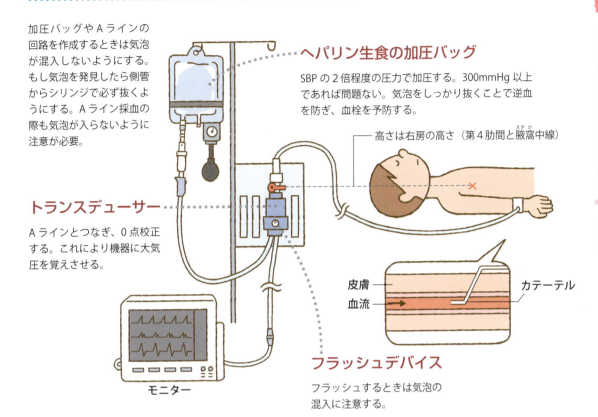

加圧バッグやＡラインの回路を作成するときは気泡が混入しないようにする。もし気泡を発見したら側管からシリンジで必ず抜くようにする。Ａライン採血の際も気泡が入らないように注意が必要。

ヘパリン生食の加圧バッグ
SBPの２倍程度の圧力で加圧する。300mmHg以上であれば問題ない。気泡をしっかり抜くことで逆血を防ぎ、血栓を予防する。

高さは右房の高さ（第４肋間と腋窩中線）

トランスデューサー
Ａラインとつなぎ、０点校正する。これにより機器に大気圧を覚えさせる。

皮膚／血流／カテーテル

モニター

フラッシュデバイス
フラッシュするときは気泡の混入に注意する。

わらなかったり、手首が曲がって血管の壁にカテーテルが先あたりしたりしていると、波形がなまってしまい（オーバーダンピング）、正確に測定できなくなってしまいます。動脈のため、誤って抜けてしまうと出血しやすく、気泡が流入して空気塞栓が起こると末梢血管の虚血につながるので注意が必要です。

■ 患者さんの協力も必要になる

患者さんにもＡラインの管理について協力を得ましょう。「手首の動脈ラインで血圧を測定しているので、できるだけ手首を曲げないでくださいね」「抜けると出血してしまうので気をつけてくださいね」というように声をかけます。

手首を曲げてしまい、うまく測定できないときには、シーネをつけるなどの工夫をします。フラッシュテストをしてオーバーシュート（アンダーダンピング）やなまり（オーバーダンピング）を判断する方法がありますが、気泡の混入には十分気をつけましょう。

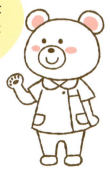

Ａラインは一般病棟では使われませんが、ICUなど、連続的に患者さんのモニタリングが必要になる場合には重要な機器となります。

2 脈拍

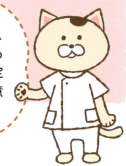

脈拍を触知できるということは、その部位までは血液が届いていることを意味します。脈拍数を測定するときには、測定する目的を意識しましょう。

脈拍とは？

脈拍とは、心臓の拍動によって大動脈に拍出された圧力の高まりが末梢に伝わり、体の表面近くを走る動脈で拍動として触知されるものをいいます。

心臓は拍動ごとに収縮と拡張をくり返し、収縮期血圧と拡張期血圧の差である脈圧が末梢の動脈に伝達して脈拍として触知されます。どんなに血圧が高くても、脈圧がなければ拍動を感じることはできません。動脈が体表の近くを通る部位では、指先で動脈を触れることで拍動を観察できます。

■ 脈拍から循環の問題の有無がわかる

心臓の拍動によって脈拍は生み出されるため、心拍数と脈拍数は通常一致します。しかし心電図モニターに表示される心拍数は、あくまでも心臓の電気的な活動をカウントしたものです。電気的活動があっても、有効な血液を駆出していない"空打ちの心拍"では末梢まで血流は届けられません。

また正常な心拍によって駆出された血液でも、途中の動脈に狭窄や閉塞があれば、末梢へ流れにくくなり、結果として脈が触知しにくくなります。

つまり、心拍出量が低下した場合や、血管に狭窄・閉塞がある場合は心臓の拍動を脈拍として触知できなくなります。

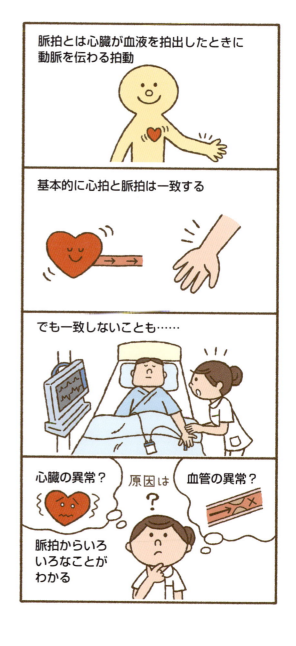

脈拍の仕組み

心臓の洞結節からの刺激が刺激伝導系を伝わり、心臓が拍出した血液が大動脈に**弾性エネルギー**として蓄えられ、末梢の動脈に伝わった結果として指先で触知されるものが脈拍です。

心臓の筋肉には、収縮と拡張によって血液を送り出すポンプの働きをする固有心筋と、固有心筋を動かすための電気刺激の発生と伝導を行っている特殊心筋があります。心臓の大部分は固有心筋で、自らは収縮できず、電気刺激があってはじめて収縮します。この電気刺激で収縮の指令を伝えるのが特殊心筋で構成される**刺激伝導系**です。刺激伝導系は右心房の洞結節という部分から始まります。洞結節は自律神経の作用を受けて心拍数を調節し、指令を出すペースメーカの働きをします。

この刺激は、洞結節（Sinus Node）→房室結節→ヒス束→右脚・左脚→プルキンエ線維と心臓全体に伝わり、心臓に正確な収縮を生じさせます。

大動脈に伝わる弾性エネルギーが末梢で脈拍として触知される

血液が左心室から大動脈へ駆出されると、大動脈壁は膨らみ、弾性エネルギーが蓄えられます。このエネルギーが血管壁を通って、末梢の動脈に伝わって末梢の動脈で脈拍として触知されます。

もし動脈に何らかの病変があった場合、触知される脈拍にも影響します。動脈硬化や炎症、血栓塞栓症や大動脈解離などにより、動脈の狭窄・閉塞などの通過障害が生じると、病変部位から末梢の脈は触知しにくくなったり触知できなくなったりします。

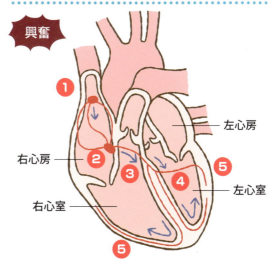

脈拍が生じる流れ

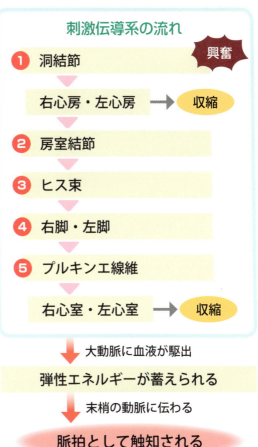

刺激伝導系の流れ

異常に気づくポイント

脈拍は、心臓をはじめとする循環器系の指標になります。数値だけではなく、リズムや性状をあわせて観察することが重要です。健康な成人の場合、1分間に60〜100回程度の、規則的なリズムを触知することができます。脈拍数をみることで心拍数を、リズムをみることで刺激伝導系の異常を、触れ方の大小をみることで一回拍出量や血圧の様子を推測することができます。

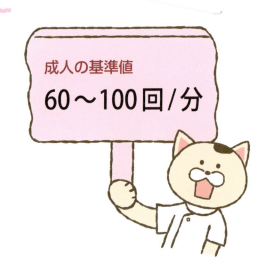

成人の基準値
60〜100回/分

🔍 脈拍数の異常（頻脈・徐脈）

脈拍数は成人で通常60〜100回/分です。100回/分以上を頻脈、60回/分以下を徐脈といいます。

頻脈では心臓が頻繁に収縮をくり返すことで心筋の酸素消費量が増加します。一方で、心臓を栄養する血管である冠動脈は、拡張期に血液が供給されるため、頻脈による拡張期の短縮は冠血流の減少をもたらします。この酸素の需給バランスの不均衡は心筋の酸素不足をもたらすため、特に虚血性心疾患をもつ患者さんでは注意が必要です。また、高度な頻脈では心室が血液で充満される前に収縮期になるため一回拍出量が減少し、血圧の低下を引き起こす可能性があります。

徐脈では、拡張期が延長し心室は十分に血液で満たされ、心筋の酸素消費が減少するので心筋にとっては有利です。しかし高度になると、心拍出量は脈拍数×一回拍出量なので心拍出量が減少し、組織の低灌流を引き起こします。倦怠感や易疲労感などの症状以外にも、脳血流が減少することでめまいや失神（アダムス・ストークス症候群）を引き起こすこ

ともあります。

また、脈拍は不整脈以外にも全身状態や外部環境など、さまざまな要因で変化します。下図のような要因を考慮しましょう。

● 脈拍数の異常値

頻脈	100回/分以上
徐脈	60回/分以下

● 脈拍が増加する要因

- ☐ 運動
- ☐ 貧血
- ☐ 食事
- ☐ 血圧低下
- ☐ 発熱
- ☐ 交感神経の緊張
  など

● 脈拍が減少する要因

- ☐ 睡眠
- ☐ 迷走神経の緊張
- ☐ 低体温
- ☐ 薬剤（β遮断薬など）
- ☐ 血圧上昇

など

🔍 リズムの異常

脈拍のリズムは、脈と脈の間隔が等しい**整脈**と、脈と脈の間隔が等しくない**不整脈**に分けられます。脈拍のリズムが不整ということは、洞結節からのリズムがおかしい（洞不全症候群）か、洞結節以外からの刺激による心拍があるということです。

心臓は刺激伝導系からの正規の刺激で活動しているところに、洞結節以外からの刺激を受けると、本来の周期より早期に収縮します。これを**期外収縮**といい、脈拍が小さく触れたり脈拍が欠損したりします。さらに心房細動では、洞結節以外の心房内で300回/分程度の頻度で刺激が発生し、房室結節で適当に間引かれて心室に伝わります。そのため、不規則なリズムで一回拍出量もバラバラに心臓が収縮します。その結果、脈拍は全く規則性を持たずに触知されます。

■ **危険な不整脈では緊急対応が必要**

循環が保たれない、もしくは致死性不整脈へ発展するような不整脈の場合は、緊急に治療が必要です。また、心房細動は血圧が保たれていれば経過観察する場合もありますが、不規則な心房の収縮により血流が停滞するために血栓ができやすくなり、脳梗塞などの血栓症を引き起こす可能性があるため注意が必要です。

異常が起きたら……

随伴症状の有無をチェック

頻脈や徐脈、リズムの異常がみられた場合には、随伴症状の有無を確認しましょう。動悸や呼吸困難、めまいや意識障害をともなう場合は循環動態が低下している可能性があります。バイタルサインのチェックや心電図モニターの装着を行い、医師に報告し迅速に介入する必要があります。

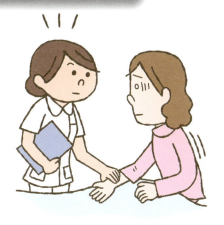

● **注意が必要な随伴症状**

- ☐ 低血圧
- ☐ 急性意識障害
- ☐ ショックの徴候
- ☐ 虚血性胸部不快感
- ☐ 急性心不全　　など

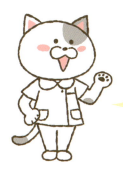

脈はさまざまな要因によって変動しますが、右のような症状が出ている場合は早期の介入が必要です。

性状の異常

脈拍を触れると、指先に押し上げる脈の大きさを感じることができます。脈拍の大きさは、収縮期血圧と拡張期血圧の差である**脈圧**が指先に感じられたものであり、これは一回拍出量を反映します。大きく触れるものを**大脈**、小さく触れるものを**小脈**といいます。

大脈では、背景に一回拍出量が多くなる病態、たとえば大動脈弁閉鎖不全症や敗血症などがある可能性があります。小脈では一回拍出量が減少する病態、たとえば循環血液量の減少（出血・脱水など）や心機能の低下（心不全、心筋梗塞、心筋症など）の可能性があります。また、吸気時のみ脈拍が小さくなることを**奇脈**といい、心臓が圧迫される病態（心タンポナーデ、緊張性気胸など）が示唆されます。実際に患者さんに触れて、数やリズムだけでなく性状をあわせて評価することが大切です。

● **大脈の原因となる病態**
- 大動脈弁閉鎖不全症
- 敗血症　　　　など

● **小脈の原因となる病態**
- 循環血液量の減少（脱水、出血など）
- 心機能の低下
  （心不全、心筋梗塞、心筋症など）など

異常が起きたら……

脈拍の左右差を確認する

脈拍が弱いときやはっきり触れないときは、反対側の脈拍も観察してみましょう。また、血管カテーテル検査の後や、長時間にわたって臥床が続いている場合なども、必ず左右差を観察します。

もし、脈拍に左右差が認められた場合には、血液の循環不良や血管の外科的操作によって、血管に何らかの閉塞が起きている可能性があります。末梢から中枢にかけて左右差を確認していき、脈拍が触れにくくなった場所があれば、そこから末梢側のどこかに血管の異常が起きていると考えます。末梢の冷感やしびれ、チアノーゼといった随伴症状がないかどうかも、あわせて観察しましょう。末梢の脈拍触知が難しい場合は、ドップラー超音波などを用いて左右の血流を観察しておくことも重要です。

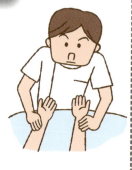

● **随伴症状もチェックを**
- ☐ 末梢の冷感
- ☐ しびれ
- ☐ チアノーゼ　　など

測定方法のおさらい

❶ 測定の準備

患者さんに脈拍測定の目的と方法を説明し了承を得ます。気温などの外部環境や、食事・入浴などの活動、心理状態によっても変動するため、基本は<mark>安静時に楽な姿勢をとって測定します</mark>。

❷ 脈拍を触知

脈拍測定に適している部位は、体表の近くにあり、骨のすぐ上を走っている動脈です。最も頻繁に用いられるのは橈骨動脈です。脈拍を触知するには、測定者の第2、3、4指を患者さんの血管の走行に沿わせるように当てます。指を当てる角度は、血管に対して測定者の指の腹を完全に寝かせるのではなく、少し立てるのがポイントです。こうすることで、リズムや弾性の観察が行いやすくなります。

また、触知する際に強く圧迫しすぎても、弱く触知してもうまく測定できません。正確に測定するためには、適度な強さを身につける必要があります。

❸ 脈拍を測定

脈拍数を1分間測定します。**数、リズム、強さ**、必要に応じて**左右差**を測定します。不整脈などの既往がなければ、30秒間で測定した回数を2倍したものを測定値とする場合が多いでしょう。脈拍にリズム不整があった場合は心拍同時測定を行います。

❹ 心拍同時測定

脈拍にリズム不整がある場合には、脈拍を触知しながら心臓の聴診を行い、心拍と脈拍のリズムに違いがないか調べます。実際に数を測定する際は片方ずつ行います。心拍数と脈拍数の差を**脈拍欠損**といい、1分間あたりの差で表します。リズム不整を認めた場合には、心電図検査により原因を検索する必要があります。

基本の測定方法

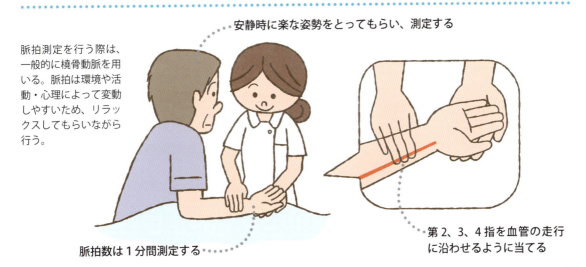

脈拍測定を行う際は、一般的に橈骨動脈を用いる。脈拍は環境や活動・心理によって変動しやすいため、リラックスしてもらいながら行う。

安静時に楽な姿勢をとってもらい、測定する

脈拍数は1分間測定する

第2、3、4指を血管の走行に沿わせるように当てる

総頸動脈の測定

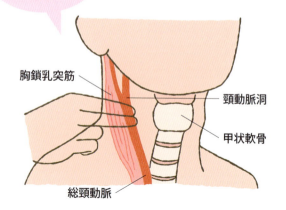

総頸動脈が触れる場合は、SBP 60mmHg 以上

意識障害のある患者さんや、急変時の脈拍確認に用います。甲状軟骨（喉仏）よりやや低い位置から手を手前に引くようにずらし、胸鎖乳突筋の内側で脈拍を触知します。

甲状軟骨上部には頸動脈洞という圧受容体があります。ここを強く圧迫すると、舌咽神経－迷走神経反射により血圧低下や徐脈を引き起こす危険性があるため注意が必要です。

橈骨動脈の測定

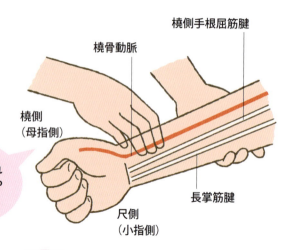

橈骨動脈が触れる場合は、SBP 80mmHg 以上

触知部位として日常的に最もよく用いられます。衣服で覆われておらず、容易に触知することができます。橈骨動脈は、手首に浮き上がる2本の腱（長掌筋腱と橈側手根屈筋腱）の橈側（母指側）を走行しています。

上腕動脈の測定

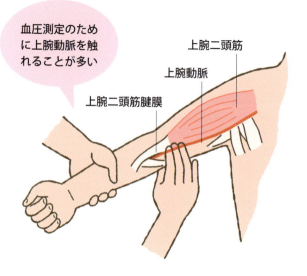

血圧測定のために上腕動脈を触れることが多い

血圧測定時に聴診器を当てる位置を決めるために用います。上腕動脈は上腕二頭筋の内側を走行しつつ、徐々に中央前面に近づき、肘の位置では中央よりやや内側を走行しています。その後、上腕二頭筋腱膜の下を通り、橈骨動脈、尺骨動脈に分かれます。

前腕を支えつつ、肘関節の中央よりやや内側に指を当てて触知するとよいでしょう。

大腿動脈の測定

小児に対して<mark>急変時の脈拍確認に用いることがあります</mark>。外腸骨動脈が鼠径靭帯を越えると大腿動脈と名前が変わります。大腿動脈は鼠径靭帯の直下で、その中央よりやや内側（恥骨結合側）を走行しています。大腿動脈は比較的深部を走行しているため、足の付け根の中央やや内側を圧迫気味に触知します。患者さんの羞恥心に十分配慮しましょう。下肢を伸ばし、やや外転してもらうと、下肢の緊張がとれて触知が容易になります。

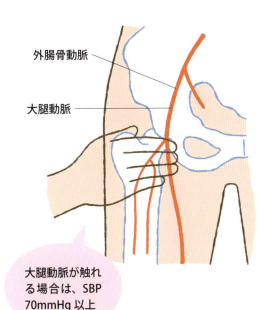

大腿動脈が触れる場合は、SBP 70mmHg 以上

足背動脈の測定

<mark>下肢にある動脈に閉塞・狭窄がないかを確かめるために用います</mark>。足背動脈は、足背の2本の腱（長母趾伸筋腱と第2趾への長趾伸筋腱）の間を走行しています。足を背屈させることで2本の腱が浮くため、その間で触知します。

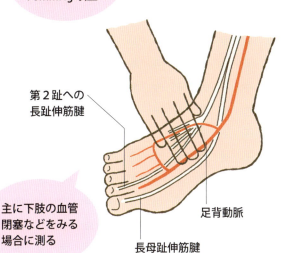

主に下肢の血管閉塞などをみる場合に測る

知っておきたい

脈拍と血圧の関係

脈拍は心臓から離れた動脈になればなるほど弱くなります。このため血圧が低下すると、心臓から離れた動脈では、脈拍を触知できなくなる場合があります。このことを利用して、「脈拍がどこの動脈まで触れるか」で血圧を推測することができます。緊急時は悠長に血圧を測定している時間もない場合があります。頸動脈が

● 脈拍触知部位と収縮期血圧の関係

総頸動脈が触れる	60mmHg 以上
大腿動脈が触れる	70mmHg 以上
橈骨動脈が触れる	80mmHg 以上

触れなければ心停止と判断して直ちに心肺蘇生を開始します。

3 呼吸

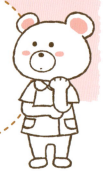

呼吸を理解するためには、基礎的な生理学の知識が必要になります。少し難しいと感じるかもしれませんが、細かい数字は気にせず、まずは概念を理解することが大切です。

呼吸とは？

　私たちは生命を維持するために常に<u>酸素</u>を必要とし、呼吸をすることで体内に取り入れています。酸素は、細胞の機能を維持して代謝を促進し、筋肉を動かすのに不可欠な<u>エネルギー（ATP）</u>をつくり出すために必要とされます。酸素がないと効率的にエネルギーを産生できなくなり、細胞が機能せず、臓器障害を起こし、死に至ります。酸素は体に蓄えられないので、呼吸によって常に体外から取り入れる必要があります。

　ATPは栄養から、解糖系・TCAサイクル・電子伝達系の反応を経て産生されますが、この大部分が細胞内のミトコンドリアで行われます。そのため、酸素を体内に取り込むだけでなく、きちんとミトコンドリアまで届けなければなりません。

■ 二酸化炭素を体外に排出する役割もある

　さらに、エネルギーをつくり出すと副産物として二酸化炭素が産生されます。二酸化炭素が体内にたまると体の酸塩基平衡が崩れてしまうため、二酸化炭素を体外に排出する必要があります。

　呼吸の目的をまとめると「<mark>ATPを産生するために酸素を体内に取り入れ、それをミトコンドリアに届け、代謝物である二酸化炭素を体外に排出すること</mark>」といえます。

細胞はエネルギーを生み出すために酸素を必要とし副産物として二酸化炭素を排出する

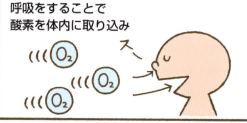

そのため呼吸をすることで酸素を体内に取り込み

二酸化炭素を排出している

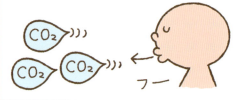

呼吸をみることでガス交換がきちんとできているか確認することができる

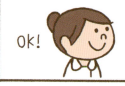

呼吸の仕組み

「酸素を取り入れ、二酸化炭素を排出すること」というと単純に思えますが、その仕組みは複雑です。仕組みを理解するには、❶換気、❷拡散（酸素化）、❸ガス運搬と、3つの役割に分けて考えるとよいでしょう。

❶ 換気

換気は、簡単にいえば、空気が気道や肺胞の内外に出し入れされることです。呼吸中枢からの刺激で横隔膜や外肋間筋が収縮し、胸郭が広がることで胸腔内が陰圧になり、肺が膨らみ、空気が気道や肺胞に流入します。

肺での換気がうまくできているかをみるためには、二酸化炭素（CO_2）がきちんと排出されているかをみます。その指標が動脈血の

● 呼吸の3つの役割

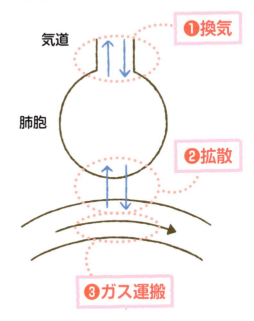

換気の仕組み

① 中枢が刺激を出す
▼
② 横隔膜や外肋間筋が収縮
▼
③ 胸腔内が陰圧になる
▼
④ 肺が受動的に膨らむ
▼
⑤ 空気が吸入される

空気は気道を通って肺に送り込まれるため、換気を観察する場合には、気道が開通しているかどうかを確認することも必要。

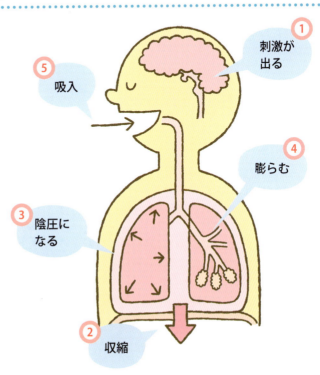

二酸化炭素分圧（$PaCO_2$）です。この値が上昇している場合は換気に問題があると考えます。

換気障害を考えるうえで重要な式がこちらです。

$PaCO_2 = 0.863 \times CO_2$ 産生量 / 肺胞換気量

0.863 は定数なので無視すると、$PaCO_2$ は CO_2 産生量が増えたり、肺胞換気量が減ったりすることで上昇するとわかります。

■ CO_2 産生量

一般的に CO_2 産生量は感染症や術後侵襲、運動や痛み、不安などで代謝が亢進すると増えます。体温が 1℃上昇すると CO_2 産生量は約 13％増加するといわれています。$PaCO_2$ の値をみる際には、これらの要素も考慮することが必要です。

■ 肺胞換気量

もう 1 つの指標である肺胞換気量は、
（一回換気量 − 死腔換気量）× 呼吸数で求めることができます。つまり、肺胞換気量が減

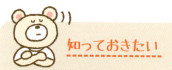

知っておきたい

死腔換気量

正常であれば死腔換気量は一定ですが、肺塞栓などがあると死腔は増えます。その値は計算によって導くこともできますが、臨床ではあまり計算をしません。しかし概念として死腔換気量を知っておくことはとても大切です。

たとえば、一回換気量 600mL、呼吸数 15 回の A さんと一回換気量 300mL、呼吸数 30 回の B さんは、一見同じ換気量に思えます。しかし、解剖学的死腔が 150mL 程度あることを考慮すると、肺胞内でガス交換できる空気は A さんで 450mL、B さんで 150mL です。1 分間の換気量は同じでも、ガス交換するための肺胞換気量は A さんで 6.75L、B さんで 4.5L と大きな差が生じます。浅く速い呼吸よりも、深くゆっくりとした呼吸の方が効率がよいことがここからわかります。

換気を決定する要素

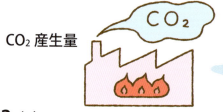

1℃の体温上昇で約 13％増加する

$PaCO_2 = 0.863 \times$

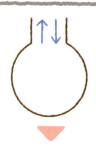

肺胞換気量は一回換気量、死腔換気量、呼吸数に影響を受ける。肺胞換気量が倍に増えると $PaCO_2$ は半減する。

（一回換気量 − 死腔換気量）× 呼吸数

るのは、①一回換気量が下がる、②死腔換気量が上がる、③呼吸数が下がるという場合を考えればいいわけです。

①一回換気量が下がる

一回換気量が下がるのは、呼吸抑制のかかる薬剤の使用や呼吸筋の低下などの要因がある場合です。

②死腔換気量が上がる

死腔は「気道において血液とガス交換を行わない領域」のことをいいます。ガス交換をしている部分は肺胞なので、それ以外の口腔、鼻腔、咽喉頭腔、気管、気管支などはすべて死腔ということになります（**解剖学的死腔**）。この解剖学的死腔での換気量は150mLほどで一定です。しかし肺塞栓などで血流のない肺胞ができた場合には（**肺胞死腔**）、死腔換気量が増えます。

③呼吸数が下がる

一般に1分間の呼吸数が12回以下になった場合を徐呼吸といい、呼吸中枢からの刺激の障害（頭蓋内圧亢進、中毒、薬剤による呼吸抑制など）が考えられます。

● 換気に問題があるときに考えられる原因

①呼吸中枢からの刺激	麻薬系鎮痛薬、脊髄損傷など（徐呼吸）
②呼吸筋の収縮	筋弛緩薬、呼吸筋の疲労など
③胸郭が拡大し胸腔内の陰圧増加	気胸、重度な腹水の貯留など
④肺の膨張	ARDS、肺線維症など
⑤吸入	気道閉塞、気管内異物など

PaCO$_2$ が上昇している場合は換気障害を疑う

PaCO$_2$ の上昇があれば、換気障害を考慮します。例外は、代謝性アルカローシスがある場合です。pHがアルカリ性に傾くと、呼吸によってCO$_2$をためることでpHを代償しようとします（代謝性アシドーシスの呼吸代償）。CO$_2$が測定できなくても、胸郭の上がりが弱かったり、呼吸数が少なかったりすれば換気が維持できていない可能性があります。

PaCO$_2$ が上昇していて、換気に問題があると考えられる場合は原因を考えます（下表参照）。表を見ると、換気障害は④以外は肺自体ではなく指令を出す呼吸中枢や呼吸筋などの障害であることがわかります。

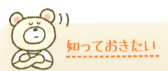

知っておきたい

CO$_2$ ナルコーシス

通常、呼吸中枢はPaO$_2$ではなくPaCO$_2$によって呼吸を調節します。PaCO$_2$が上昇すると換気を刺激する指令が出ます。これをCO$_2$換気応答といいます。

しかし、COPDのような慢性的にPaCO$_2$が上昇しているような病態では、CO$_2$換気応答は抑制され、O$_2$の低下で換気を刺激する指令を出します。この状態のときに酸素を投与するとPaO$_2$が上昇します。するとO$_2$による換気応答がなくなり、換気を刺激する指令が止まるので、さらにPaCO$_2$は上昇して意識障害をきたします。これを、CO$_2$ナルコーシスといいます。慢性的にPaCO$_2$が上昇している患者さんに高濃度酸素の投与は禁忌です。低い濃度からSpO$_2$が88〜92％程度になるように酸素投与を考慮します。

❷ 拡散

拡散とは、濃度が高い方から低い方へ粒子が広がって均一になろうとする作用です。肺胞でのガス交換はこの作用を利用して行われます。

■ 肺胞と血管内の酸素分圧の差を利用する

肺胞内の空気は、薄い肺胞上皮細胞1枚を隔てて肺毛細血管と接しています。

肺胞内と毛細血管内の酸素分圧を比較すると、肺胞内の方が酸素分圧が高く、毛細血管内の酸素分圧は低くなっています。

そのため肺胞では、酸素分圧の高い肺胞気から酸素分圧の低い肺毛細血管に酸素（O_2）が拡散します。そして、二酸化炭素分圧の高い毛細血管から低い肺胞気へ CO_2 は拡散され、ガスの交換ができるという仕組みになっています。

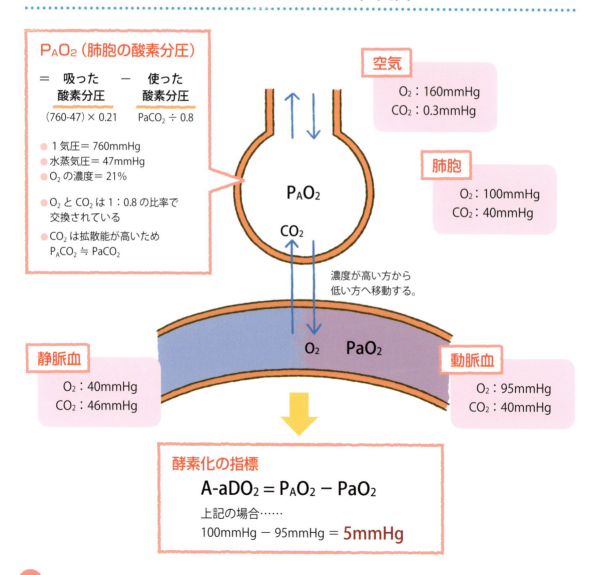

肺胞でのガス交換

PaO_2 をみることで拡散の状態がわかる

拡散をみるポイントは**動脈血の酸素分圧（PaO_2）**です。CO_2 は O_2 の約20倍拡散能が高く、わずかな圧力の差でもすばやく拡散するため、拡散障害を起こすことは少ないといえます。そのため拡散の状態を知りたいときは肺胞気の O_2 の拡散能、すなわち**酸素化**に注目します。

酸素化は肺胞気と動脈血の酸素分圧の差から知ることができます。これを **A-aDO$_2$**（エーエーディーオーツー）といい、Aは肺胞気、aは動脈血、Dは差を表します。この値が小さいほど肺胞内の酸素分圧と動脈血内の酸素分圧の差が少なく、十分に酸素が拡散している（酸素化がよい）と考えられます。

知っておきたい
酸素投与中の酸素化の指標

酸素投与なしの A-aDO$_2$ の基準値は年齢×0.3以下です。酸素投与をしている場合、A-aDO$_2$ は FiO_2（吸入酸素濃度）によって基準値が変化してしまうため、A-aDO$_2$ で酸素化をみるのは難しいといえます。そのため、酸素投与を行っている患者さんに対しては **PaO_2/FiO_2**（P/F比、ピーエフレシオ）を酸素化の指標とすることが多くなっています。300以下で不良と考えます。

酸素化が悪化する主な原因は、**肺胞低換気・シャント・拡散障害・換気血流比不均衡（V/Qミスマッチ）**の4つです（下図参照）。

酸素化が悪化する主な原因

肺胞低換気
換気障害にともない、十分なガス交換ができず、酸素が不足して二酸化炭素が蓄積する。

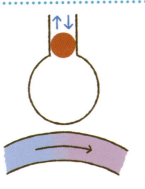

シャント
ガス交換されない血流のこと。肺胞の虚脱（無気肺）や心内右左シャント（ファロー四徴症など）などで起こる。

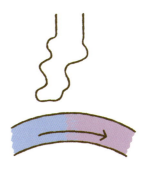

拡散障害
肺胞気から動脈血までの酸素の拡散過程に何らかの障害が起きている状態のこと。間質性肺炎や肺線維症、肺水腫などで起こる。

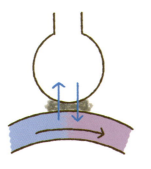

V/Qミスマッチ
肺胞換気量と血流比の均衡が崩れている状態。ARDSなどで、肺の重みがかかっている背側に起こりやすい。

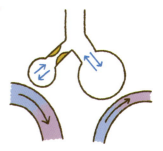

3 ガス運搬

呼吸によって体内に取り入れられた酸素は、血流にのって細胞まで届けられます。酸素がきちんと細胞に届いているかを調べるためには、まず血液中にどれだけ酸素が含まれているかを調べることが必要です。その際に役立つ指標が SpO_2（経皮的動脈血酸素飽和度）です。SpO_2 はパルスオキシメータを用いて経皮的に動脈血のヘモグロビン（Hb）と酸素が結合している割合をみます。

しかし、SpO_2 の値だけではガス運搬が正常かどうかはわかりません。たとえば、SpO_2 が100％のAさんと90％のBさんを比較した場合、どちらの方が細胞に多く酸素を届けられているかというと、必ずしもAさんの方が多いとはかぎりません。

酸素は血漿中にはほとんど溶けずに、Hbと結合した形で移動します。そのため、いくら SpO_2 の値が高くても Hb が少なければ届けられる酸素の量は減ります。動脈の酸素含有量を CaO_2 といいます。CaO_2 は以下のように求めます。

CaO_2（動脈血の酸素含有量）
$= 1.34 \times Hb \times SpO_2 + 0.0031 \times PaO_2$

C は Content を表す略語です。この計算式には Hb と SpO_2、PaO_2 と3つの変数がありますが、PaO_2 は係数が小さいため、あまり問題になりません。つまり、CaO_2 では Hb と SpO_2 の値が重要になります。

またいくら血液中に酸素が多くても、細胞に届く血液の量、つまり心拍出量が少なければ十分な酸素が組織に届きません。この酸素供給量を DO_2 といいます。D は Delivery を表す略語です。DO_2 は上記の CaO_2 の値に心拍出量をかけることで求められます。

DO_2（酸素供給量）
$= CaO_2$（動脈血の酸素含有量）$\times$ 心拍出量

こうして整理すると、組織への酸素供給のためには Hb、SpO_2、心拍出量が重要なことがわかります。呼吸の目的はミトコンドリアに酸素を届けることなので、SpO_2 だけではなく、Hb や心拍出量もあわせて呼吸をアセスメントしましょう。

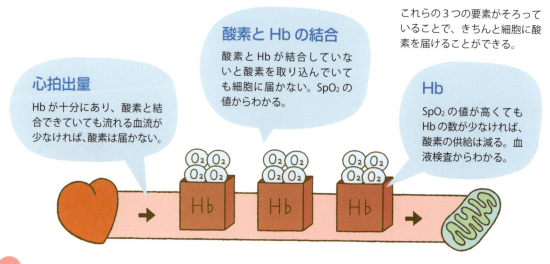

ガス運搬に必要な要素

心拍出量
Hb が十分にあり、酸素と結合できていても流れる血流が少なければ、酸素は届かない。

酸素と Hb の結合
酸素と Hb が結合していないと酸素を取り込んでいても細胞に届かない。SpO_2 の値からわかる。

Hb
SpO_2 の値が高くても Hb の数が少なければ、酸素の供給は減る。血液検査からわかる。

これらの3つの要素がそろっていることで、きちんと細胞に酸素を届けることができる。

異常を見つけるポイント

呼吸状態のアセスメントでは**呼吸数、呼吸パターン、呼吸音の正常と異常**をおさえましょう。正常な呼吸では、**呼吸数は1分間で12〜20回**で**規則的**です。一回換気量は**約500mL程度**、スースーと**清明な呼吸音**が聞こえます。

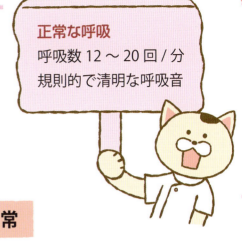

正常な呼吸
呼吸数 12〜20回/分
規則的で清明な呼吸音

🔍 呼吸数・呼吸パターン・呼吸音の異常

呼吸数は、呼吸の異常だけでなく、循環や中枢などのさまざまな異変を知らせる指標となります。

呼吸数の増加は、酸素需要量の増加（発熱や手術など）、代謝性アシドーシス、呼吸器疾患や心不全など、==体内の酸素が不足した場合に、呼吸の回数を増やすことで不足した酸素を補おうとすると起こります==。また、痛みや不安など生理的な需要がなくても増加することがあります。

たとえば、循環血液量が減った場合、細胞に届く酸素の量は少なくなります。すると組織の酸素需要が高まり、体はアシドーシスに傾きます。アシドーシスを感知すると呼吸数が増え、代償的に必要な酸素を補う作用が起こります。このような働きによって血圧の低下よりも早期に呼吸数は上昇するといわれているため、急変前に早期に気づけるバイタルサインの1つとして呼吸数が重視されています。

呼吸数の異常

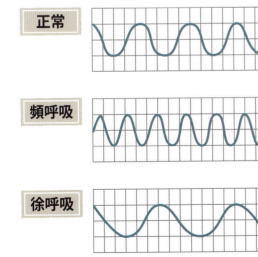

正常	12〜20回/分で規則的
頻呼吸	20回/分以上（特に25回/分以上）→ 発熱や術後など、酸素需要量の増加した場合や、代謝性アシドーシス、呼吸器疾患や心不全で起こる。
徐呼吸	12回/分以下（特に8回/分以下）→ 頭蓋内圧亢進や薬剤による呼吸抑制、中枢神経系の呼吸ドライブを障害する疾患で起こる。

一方徐呼吸は、呼吸中枢からの刺激の障害（頭蓋内圧亢進、中毒、薬剤による呼吸抑制など）が考えられます。

また**呼吸パターンの異常**は、中枢などに問題が起こった場合にみられます。

呼吸音は気道を通過するときに聴こえる空気の音で、異常な呼吸音がある場合は呼吸器に病変があると考えられます（P41図参照）。

呼吸からはさまざまな情報が得られます。何か1つの所見に頼りすぎず複合的にとらえることが大切です。

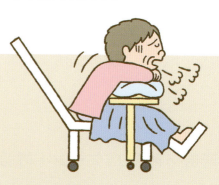

知っておきたい

起坐呼吸

呼吸がつらいと横になっていることができずに上半身を起こした姿勢を無意識にとろうとする患者さんがいます。これを起坐呼吸といいます。この姿勢から呼吸の異常に気づくケースもあります。

寝ている姿勢では全身から肺に戻ってくる血液量が増えるため、肺うっ血などがあると苦しくなります。また横隔膜の動きが制限されたり、気道分泌物も出しにくくなったりするため、起坐呼吸だと呼吸が楽になります。

したがって、呼吸困難な方へのポジショニングとして、上のイラストのように上半身を起こしオーバーテーブルに枕などを置いて、もたれてもらう方法もあります。

呼吸パターンの異常

クスマウル呼吸

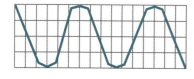

過度に深い呼吸が規則正しくくり返される。 体が酸性に傾いているときに、呼吸で代償しようとするために生じる。

チェーンストークス呼吸

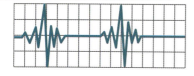

深い→浅い→無呼吸→浅い→深いのサイクルをくり返す。 呼吸中枢のCO_2に対する感受性が障害されて生じる。正常のCO_2濃度を低いと感知→無呼吸→CO_2上昇→呼吸→CO_2濃度低下→無呼吸を1～2分間隔でくり返す。

ビオー呼吸

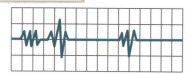

無呼吸と不規則な呼吸をくり返す。 脳炎や頭蓋内圧亢進があり、脳幹の呼吸中枢がうまく機能していないときに生じる。

呼吸音の分類

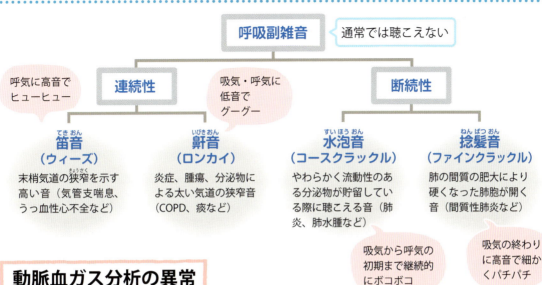

動脈血ガス分析の異常

　動脈血ガス分析ではPaO_2や$PaCO_2$、pH、SaO_2などが測定でき、肺機能障害の有無や酸塩基平衡の状態を評価します。

　PaO_2は酸素化の、$PaCO_2$は換気の指標です。HCO_3^-は重炭酸イオンと呼ばれ、増加するとpHはアルカリに、低下すると酸に傾きます。HCO_3^-が異常値の場合、代謝異常や代償が起こっている可能性が考えられます。

● 動脈血ガス分析の正常値

pH	7.4 ± 0.05
PaO_2	80mmHg 以上
$PaCO_2$	40 ± 5mmHg
HCO_3^-	24 ± 2mmol/L

知っておきたい
呼吸と酸塩基平衡

　人間の血液はpH 7.4 ± 0.05という狭い範囲に常に調節されていて、この中で最大限のパフォーマンスができるようにできています。このpHを調節しているのが腎臓と肺です。腎臓はHCO_3^-を、肺はCO_2を調節しています。HCO_3^-の正常値は24 ± 2mmol/Lで、多ければアルカローシスに、少なければアシドーシスに傾きます。一方、CO_2の正常値は40 ± 5mmHgで多ければアシドーシスに、少なければアルカローシスに傾きます。
　この範囲を逸脱し、pH<7.35となった状態をアシデミア、pH>7.45となった状態をアルカレミアといいます。このように、酸塩基平衡と呼吸は密接な関係があります。

7.45 超過	アルカレミア
7.45	アルカローシス
〜	正常
7.35	アシドーシス
7.35 未満	アシデミア

異常が起きたら……

気道に問題があると考えられる場合は、気道を確保しましょう。頭部後屈するだけで気道が開通する場合もあれば、気管内挿管や気管切開が必要になる場合もあります。

換気に問題があればその原因を考えます。換気が低下している場合、酸素吸入量を増やしても改善しません。呼吸抑制のある薬剤を投与していたら、減量や中止を考慮し、頭蓋内圧が上昇して呼吸中枢に障害をきたしていれば緊急手術が必要かもしれません。

酸素化に問題があればその原因を考えます。SpO_2 が 90% 以下になるようであれば酸素投与を開始し、無気肺でシャントを形成しているようであれば体位ドレナージを行い排痰を促します。肺水腫で拡散障害をきたしているのであれば利尿薬で水分を除去したり、呼吸器で陽圧をかけたりします。

ガス運搬については、血管内脱水が強く心拍出量が保てないようであれば輸液をして心拍出量を増やしたり、Hb が 7mg/dL を切るような貧血であれば赤血球の輸血を考慮したりします。

原因別の介入の例

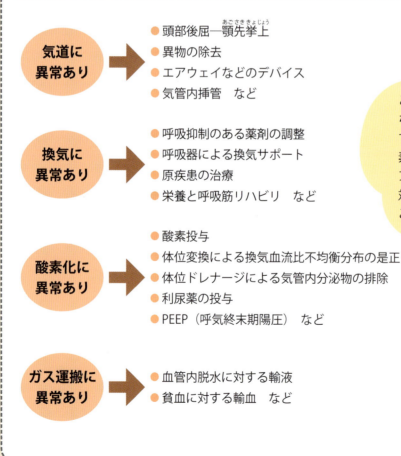

気道に異常あり
- 頭部後屈―顎先挙上（あごさきょきじょう）
- 異物の除去
- エアウェイなどのデバイス
- 気管内挿管　など

換気に異常あり
- 呼吸抑制のある薬剤の調整
- 呼吸器による換気サポート
- 原疾患の治療
- 栄養と呼吸筋リハビリ　など

酸素化に異常あり
- 酸素投与
- 体位変換による換気血流比不均衡分布の是正
- 体位ドレナージによる気管内分泌物の排除
- 利尿薬の投与
- PEEP（呼気終末期陽圧）　など

ガス運搬に異常あり
- 血管内脱水に対する輸液
- 貧血に対する輸血　など

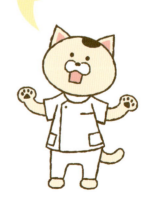

このように、呼吸に障害をきたす病態はさまざまですが、気道、換気、酸素化、ガス運搬の視点でアセスメントし、原因に対して介入を行っていくことが大切です。

測定方法のおさらい

アセスメントの基本は、==データの異常性から、その原因・誘因と成り行きを考え、介入の方向性を判断すること==です。呼吸状態をアセスメントすることは、肺の機能をみるだけでなく、循環、神経、代謝など全身の状態の確認になります。

まず<u>第一印象の確認</u>をし、呼吸が楽にできているか、顔色はどうか、チアノーゼはあるか、発汗や苦しそうな表情がみられるかなどの情報を数秒で観察します。あわせて意識状態を数秒でチェックします。患者さんの第一印象で意識がなかったり、呼吸をしていなければ、すぐに人員を確保して緊急の対応をしましょう。大丈夫であれば、気道、換気、酸素化、ガス運搬の視点で評価していきます。

<u>一次評価</u>では気道と呼吸の評価をします（詳細は後述）。<u>二次評価</u>では、動脈血ガス分析やレントゲン、エコーやCTなどによって評価していきます。レントゲンでは骨、筋、血液、水などは白く写りますが、空気を含んだ肺はX線をよく通すため黒く写り、肺の様子がよくわかります。

呼吸の評価の流れ

第一印象
呼吸が楽にできているか、顔色は悪くないかなどを数秒でチェックする。

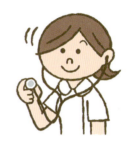

一次評価
気道と呼吸の状態を手早く、かつ適切にチェックする。

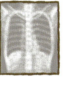

二次評価
動脈血ガス分析、エコー、X-P、CTなどを行い詳細な情報を集める。

気道の評価

まず、問診をしましょう。呼吸にかぎらず、患者さんの主観的体験を聞くことは患者さんを支える上で大切な視点です。この時点で、患者さんが発語できれば気道は開通していると評価できます（気道はOK！）。会話ができていれば、気道が開通していると評価して大丈夫です。

しかし、会話ができないからといって気道に問題があるとは言い切れません。意識障害などの可能性も考え、努力呼吸や胸郭の上がり、ストライダー（息を吸うときに聴こえる喘ぐような音）などもあわせて評価します。

発語がない場合や、聴診器を使わなくても聴こえる吸気時の「ヒューヒュー」や「グーグー」という連続性の低音（ストライダー）が聴こえる場合は気道に問題がある可能性があります。窒息から急変に陥る可能性があるため、躊躇せずに人を集めて対応しましょう。

呼吸の評価

次に呼吸の評価です。大切なのは、呼吸数をしっかりと測定することです。

では、「呼吸を測定するので普通に呼吸してください」と言われたらどうでしょう。呼吸を測定されていると意識してしまうと、正常に呼吸できなくなるものです。脈拍を測定しながら行うなど、工夫をして観察するとよいでしょう。

■ 1分間しっかりと測定する

徐呼吸や呼吸パターンを観察するためには1分間測定することが必要ですが、1分間測定する余裕がないからといって呼吸数をみないのは本末転倒です。15秒に1回の呼吸がなければ徐呼吸の、意識レベルが悪ければ呼吸パターンの異常があるかもしれません。意識的に観察すると重症化する患者さんに早期に介入できます。呼吸が浅くて測定しづらいときは、鼻腔に紙片を近づけたり、手鏡を近づけたりして数えるとよいでしょう。

呼吸の測定をすると、数や音、パターンや数値に注目しがちです。しかし、本人の呼吸困難の有無や表情、努力呼吸の程度を観察することは深いアセスメントにつながります。

また、呼吸困難は患者さんに強い不安を与えます。緊急性の高い処置の場合は仕方がない場合も多々ありますが、できるかぎり本人に現状とこれからの見通しを説明すること、そして状態が安定した際にはその体験を傾聴し、何が起きたかを伝えて事実を共有していくことが重要です。

> **知っておきたい**
>
> ### 死戦期呼吸
>
> ゆっくりした、しゃくり上げるような動きで、口を開けたまま、喘ぎながら顎、頭、または首を動かすような「死戦期呼吸」が突然の心停止後の最初の数分にみられる場合があります。これは正常の呼吸ではないので、呼吸している＝心臓が動いていると考えていると対応が遅れてしまいます。すぐに人を集め、脈拍がなければ心肺蘇生を開始する必要があります。

呼吸測定のポイント

呼吸数は1分間測定する
1秒に1回呼吸をしていれば60回、2秒に1回で30回、3秒に1回で20回の呼吸数と想定できるが、徐呼吸や呼吸パターンを観察するためには1分間の測定が必要。

聴診では"何を聴くか"を意識
聴診のコツは"何を聴くか？"に集中すること。聴こえるのは吸気か呼気か、低い音か高い音か、チリチリやボコボコのように断続性の音か、ヒューヒューやヴーヴーのように連続性の音かなどと意識しながら聴く。

胸郭の動きや努力呼吸の有無もみる
胸郭の動きや努力呼吸があるかも一緒に観察する。胸鎖乳突筋や斜角筋の、呼気時に内肋間筋や腹筋群といった呼吸補助筋の活用があるかに注意してみる。

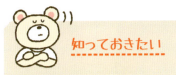

知っておきたい

SpO₂ の測定

パルスオキシメータは簡便に連続してリアルタイムで SpO_2 をモニタリングできる優れものです。Hb は酸素の結合の有無によって光の吸収度が違うことから、指に2種類の光を当て透過した光を分析することで Hb と結合している O_2 の割合を測定するメカニズムになっています。動脈は拍動の有無で区別します。

SpO_2 を理解するためには酸素解離曲線を理解する必要があります。酸素解離曲線は Hb の性質を表すグラフです。Hb は酸素を組織まで運びますが、組織で酸素を手放さないと組織は酸素を利用できません。PaO_2 が 100mmHg では、Hb はほぼ 100％ の酸素と結合します。60mmHg では 90％ くらいです。静脈血のように 40mmHg まで下がると 75％ くらいになります。つまり、この場合は肺で結合した酸素のうち、25％が組織に届けられるといえます。

$PaCO_2$ や体温が高かったり、pH が低いときには酸素を手放しやすくなります。これを酸素解離曲線の右方偏移といいます。

● パルスオキシメータの仕組み

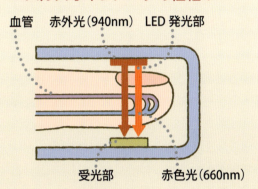

酸素化 Hb は赤外光を吸収しやすく、還元型 Hb は赤色光を吸収しやすい。マニキュアをしていたり、体動や極度の循環不全で拍動が検知できない場合にうまく測れないことがある。

測定部位を通過した2波長の光信号と脈波を検出し SpO_2 を算出する。

酸素解離曲線の見かた

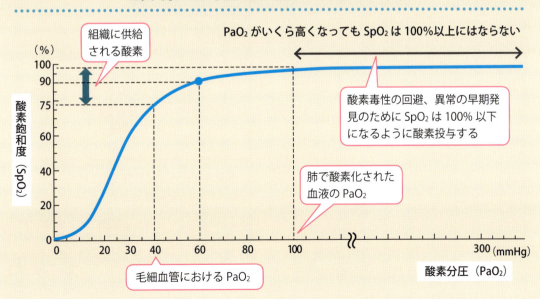

4 体温

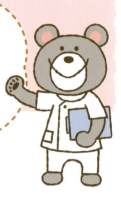

人間の体温は一定といわれていますが、体温はさまざまな条件で変動します。計測結果を正しくアセスメントできるよう、体温について改めて確認していきましょう。

体温とは？

体温は環境に影響を受ける**外殻温度**（皮膚温）と、その影響を受けない**核心温度**（深部温）があります。私たちは熱の産生と放散のバランスをとりながらこの核心温度を一定に保つ恒温動物です。核心温度には**腋窩温**、**口腔温**、**直腸温**、**鼓膜温**などがあります。連続的に詳細な生体情報が必要な場合は、膀胱温や血液温を測定します。

体温はさまざまな条件によって変動する

体温は一定といっても体の部位、年齢、性別、日内変動によって変わります。

■ 部位

外殻である皮膚温は環境温度に大きく影響を受けます。環境温度が低いと皮膚温は低下しますが、核心温度は変化しません。体の部分的な違いを考えた場合、脳や肝臓など絶えず代謝し熱産生している体幹は、温度が高いといえます（P47図参照）。

■ 年齢

生後6か月ごろまでは体温中枢が未完成のため環境温度に左右されやすく、また小児は成人よりも0.3℃程度高いといわれています。老人は成人よりわずかに低く、基礎代謝量が少ないためと考えられています。

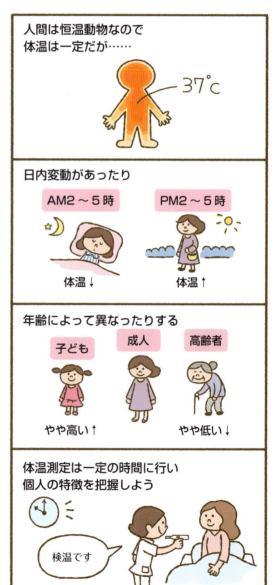

環境温度と体温

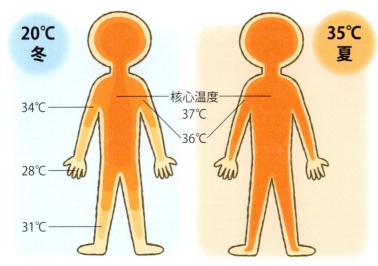

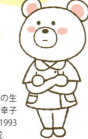
冬では体表面の温度は下がりますが、中心の温度は変化しません。

『看護と人間【2】人間の生物学的とらえ方』(井上幸子他/日本看護協会出版/1993年/P226)を参考に作成

■ 性別
　成人女性は月経開始前の約2週間、体温が上昇します。黄体ホルモンによって体温中枢の設定温度が上昇すると考えられています。

■ 日内変動
　1日1℃以内の変動がみられ、午前2時から5時ごろが最も低く、午後2時から5時ごろが最も高いといわれています。

　このように体温は年齢、性別、日内変動があるため、決められた時間に測定することが大切です。継時的な体温測定によって、個人の特徴を把握して異常を早期に発見し、さらに熱型パターン（P49参照）から疾患を推測し、治療に役立てることができます。

体温の仕組み

　体表面には温かさや冷たさを感じる装置（温点と冷点）があります。その装置から受けた刺激を温度受容ニューロンを介して体温中枢に伝えています。

　体温中枢は視床下部にあり、すべての温度情報はここに集まります。体温中枢は設定温度（セットポイント）と一致するように自律神経、内分泌系、体性神経系を介して各臓器の熱産生や熱放散を命じ、核心温度を一定に保つように働きます。

　体温中枢がもっている設定温度は朝が約36℃、午後が約37℃です。

熱産生には自律神経、内分泌系、体性神経系が関係している

　私たちは、摂取した栄養素を燃焼させて熱産生をします。そして絶えず活動を続けている心臓や肝臓などの臓器は、大量にエネルギーを消費して熱を大量に産生させています。骨格筋の熱産生は低いですが、体全体を占める割合が高いので熱産生が大きいといえます。

　たとえば体が冷刺激を受けたとき、交感神経が緊張して体表面の血管を収縮させて熱放散を抑制します。さらにサイロキシン、糖質

熱を産生する仕組み

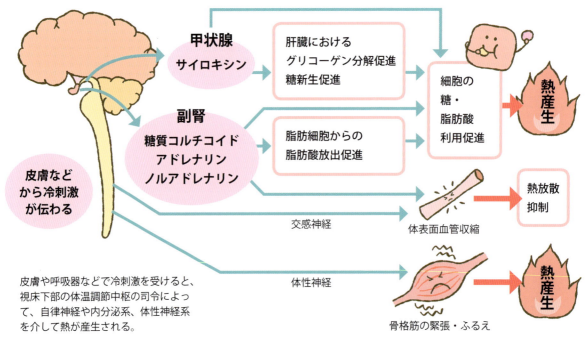

皮膚や呼吸器などで冷刺激を受けると、視床下部の体温調節中枢の司令によって、自律神経や内分泌系、体性神経系を介して熱が産生される。

『看護と人間【2】人間の生物学的とらえ方』（井上幸子他／日本看護協会出版会／1993年）を参考に作成

コルチコイド、アドレナリンなどの熱産生促進ホルモンが血中の糖や脂肪酸を増やしたり筋細胞に働きかけたりして<mark>糖や脂肪酸の利用を促進させて熱を増産させます</mark>。体性神経系では筋収縮、ふるえを起こさせることで<mark>筋のエネルギー消費を大きくし、それによって熱産生させます</mark>。

熱は放射、伝導と対流、蒸発によって放散される

熱は<u>放射、伝導と対流、蒸発</u>（不感蒸泄）によって放散されます。

■ 放射
温度の高い方から低い方へ熱が移動する現象で、その物体に触らなくても熱線（赤外線）によって熱が移動します。

■ 伝導と対流
外気温が体温より低ければ熱は体表面から伝導によって空気に伝わります。その空気は対流によって体から離れ、熱が放散されます。また、呼気や尿・糞便からも熱が奪われます。

■ 蒸発
体液中の水分は皮膚や粘膜から通り抜けて体表面から蒸発します。1Lの不感蒸泄が蒸発するとき、蒸発のために必要な熱量が放散されます。

外気温が体温より高い場合、放射、伝導と対流、蒸発では十分に熱放散できないため、発汗によって放散します。

熱は産生と放散がバランスよく行われることで維持されます。

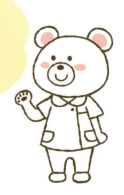

異常に気づくポイント

体温には個人差があるので、日ごろから決まった時間、決まった部位で測定し、個々の患者さんの平熱を把握しておくこと、それを比較して発熱しているかを知ることが大切です。

核心温度では口腔温は腋窩温より約0.4℃高く、直腸温は約0.8℃高くなります。

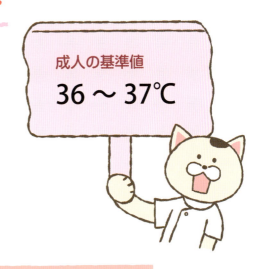

成人の基準値
36～37℃

🔍 発熱（セットポイントが正常より高く設定される）

一般的には腋窩温で38℃以上が発熱と認識されていますが、発熱の定義はありません。前述のとおり、部位、年齢、性別、日内変動があるため、一概に何℃以上という具体的な数字で表すことは難しいといえます。

体温が上昇すると、組織代謝が亢進し酸素消費量が増大するため、呼吸数や心拍数増加などが起こり、バイタルサインにも変化が現れます。==体温だけでなく系統的なアセスメントをし、高体温が及ぼす体の負担の程度を把握する必要があります。==

また、体温を経時的に記録し熱型パターンを把握することでわかることがあります（右図参照）。

感染症による発熱

体内に細菌やウイルスが侵入すると、それを直接取り込んで破壊する**食作用**（好中球と単球）、抗体を産生して抗原抗体反応によって無毒化する**液性免疫**、異物を殺す物質を出して処理する**細胞性免疫**（サイトカイン、マクロファージ、T細胞）が働きます。このサ

● 注意が必要な熱型パターン

稽留熱（けいりゅう）	一日の体温の高低差が1℃以内の高温が持続する熱型パターン。日本脳炎、結核性髄膜炎、肺炎などでみられる。
弛張熱（しちょう）	体温の動揺が1℃以上を示す熱型。腎盂腎炎、敗血症、膠原病などでみられる。
間欠熱（かんけつ）	高熱と平熱とが数時間から2日おきくらいにくり返される熱型パターン。マラリア、回帰熱などでみられる。

イトカインの役割は感染が起きたことを知らせ、発熱して病原体を攻撃するよう体温中枢に伝達します。そこで、==セットポイントが正常よりも高く設定されます==。そのため、核心温が低いと感じられ、末梢血管を収縮させ熱放散を下げ、立毛筋が作用しふるえを起こさせ、体温を上昇させます。

セットポイントまで達すると、それ以上体温は上昇しません。末梢血管は拡張し、皮膚が紅潮します。セットポイントまで達した後は数時間から数日かけて解熱します。その結果、発汗します。

非感染性の発熱

頭部外傷や脳腫瘍、脳出血などで直接的に視床下部が刺激された場合、発熱が起こります。また、ヒステリー性あるいは神経性の発熱が起こることがありますが、これは体温中枢が大脳の影響を受けてセットポイントに狂いが生じるためと考えられています*。

● 非感染性で発熱するもの

中枢神経系	脳梗塞　脳出血　くも膜下出血
循環器系	心筋梗塞　心外膜炎
呼吸器系	肺塞栓症　無気肺　ARDS
消化器系	虚血性腸炎　消化管出血　膵炎　肝炎　肝硬変　副腎不全
血管系	深部静脈血栓症
その他	薬剤性　造影剤使用　悪性腫瘍　輸血　拒絶反応　手術

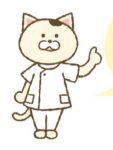

非感染性の病態で発熱が起こるものには右図のようなものがあります。

『ICU・CCU看護の超重要ポイントマスターブック』（西田修/メディカ出版/2013年）より引用、一部改変

異常が起きたら……

発熱の原因は感染性と非感染性があります。感染による体温上昇は免疫活動を活発にさせるための生体防御反応です。そのため間違ったタイミングで安易に解熱すると免疫効果を低下させてしまいます。しかし発熱は酸素消費を増大させるため、重症の患者さんに対しては大きな影響を及ぼします。発熱している原因は何かを考え、適切な解熱を行いましょう。

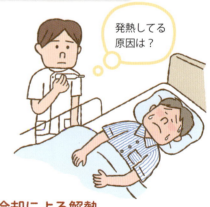

● 薬剤による解熱

NSAIDsやアセトアミノフェンなどの薬剤はプロスタグランディンEの合成を阻害し、視床下部のセットポイントを低下させることで解熱します。

● 冷却による解熱

体表面をクーリングしてもセットポイントは低下せず、寒冷刺激となってシバリングを引き起こし酸素消費量を増大させるため、効果的な解熱にはなりません。ただし鎮静と冷却を併用した場合は、寒冷反応は起きずに効果的に体温を下げることができます。

*『看護と人間【2】人間の生物学的とらえ方』（井上幸子他/日本看護協会出版会/1993年/P223-227）より

うつ熱（セットポイントは正常）

セットポイントが正常なのに熱産生と熱放散のバランスが崩れて発熱するものに、**うつ熱**と**低体温症**があります。うつ熱は、クーラーがない無風状態な高温多湿の環境下にいた場合などに、発汗できず熱放散が妨げられることで**熱中症**が起こって生じます。熱中症の分類はいくつかありますが、重症化すれば死に至ることもあります。

● 熱中症の症状・分類

		症状	重症度	治療	臨床症状からの分類	
Ⅰ度（応急処置と見守り）		めまい、立ちくらみ、生あくび、大量の発汗、筋肉痛、筋肉の硬直（こむら返り）、意識障害を認めない（JSC = 0）		通常は現場で対応可能 →冷所での安静、体表冷却、経口的に水分とNaの補給	熱けいれん 熱失神	Ⅰ度の症状が徐々に改善している場合のみ、現場の応急処置と見守りでOK
Ⅱ度（医療機関へ）		頭痛、嘔吐、倦怠感、虚脱感、集中力や判断力の低下（JCS ≦ 1）		医療機関での診察が必要 →体温管理、安静、十分な水分とNaの補給（経口摂取が困難なときは点滴にて）	熱疲労	Ⅱ度の症状が出現したり、Ⅰ度に改善がみられない場合、すぐに病院へ搬送する（周囲の人が判断）
Ⅲ度（入院加療）		下記3つのうちいずれかを含む ①中枢神経症状（意識障害 JCS ≧ 2、小脳症状、痙攣発作） ②肝・腎機能障害（入院経過観察、入院加療が必要な程度の肝または腎障害） ③血液凝固異常（急性期DIC診断基準にてDICと診断） →Ⅲ度の中でも重症型		入院加療（場合により集中治療）が必要 →体温管理（体表冷却に加え体内冷却、血管内冷却などを追加）、呼吸・循環管理、DIC治療	熱射病	Ⅲ度か否かは救急隊員や、病院到着後の診察・検査により診断される

『熱中症診療ガイドライン2015』（日本救急医学会 / P7）より引用、一部改変

低体温症

35℃以下を低体温症といいます。低体温症は体温調節の限界を超えて寒冷環境にさらされたり、何らかの原因で体温保持能力が低下することで起こります。

恒常体温限界を下回るまで体温が低下すると身体機能にさまざまな支障を生じ、多臓器不全に陥ります。

代謝が低下することで組織循環の低下からアシドーシスへ傾いたり、電解質異常が起こり、死亡に至ることもあります。

● 低体温症の対処方法

	中枢温度	対処方法
軽度	32 ～ 35℃	● 毛布で覆い保温する。体温調節機能が破綻していないため、シバリングによる熱産生が期待できる。
中等度	28 ～ 32℃	● 毛布で覆い保温する。体表面を電気毛布や温風加温装置で加温する。低体温熱傷に注意する。
高度	28℃以下	● 侵襲的な方法を用いて体内から積極的に加温する。 ● 胸腔、腹腔洗浄や経皮的心肺補助装置（PCPS）、人工透析装置を使用して体温を上昇させる。

測定方法のおさらい

体温測定では血液温度を反映する部位を測定します。一般的に腋窩、口腔、鼓膜、直腸、膀胱などで測定されます。腋窩と口腔は核心温度を反映しますが、完全に閉鎖状態にするのは困難なので、環境温の影響を受けやすいといえます。そのため、測定者の協力が得られないと正確に測定できません。

また、年齢、体格、疾患により測定方法を選択する必要があります。腋窩温測定時、たとえば、るい痩著明な患者さんでは測定部がうまく当たらないので、違う方法を選択する必要があります。

● 測定部位選択の目安

測定部位	年齢・適応	不適
腋窩	幼児～成人	乳児、るい痩
口腔	児童～成人	乳幼児、鼻閉、せん妄、経口摂取直後
直腸	新生児、術中、鎮静中	せん妄、肛門疾患、便秘、下痢
膀胱	術中、術後	―
鼓膜	乳幼児～成人	耳疾患、耳垢、耳道狭窄

『看護ケアの根拠と技術』（村中陽子他/医歯薬出版/2013年）P163より引用、一部改変

腋窩での測定

腋窩温は腋窩表面の腋窩動脈の温度を反映しています。表面の浅いところにあるため、外界の影響を受けやすくなっています。測定前はなるべく腋窩を閉じておいてもらいます。

発汗していても体温に影響はありませんが、体温計が滑って測定中にずれる恐れがある場合は、あらかじめ拭いておきます。

測定時は、腋窩中央に電子体温計の感温部をあて、上腕を脇に密着させて腋窩腔をつくります。

口腔での測定

舌の裏面には舌深動脈、舌下には舌下動脈が走行しており、舌下であればどの場所でも測定できます。舌下ひだを避けて左右どちらかに挿入します。

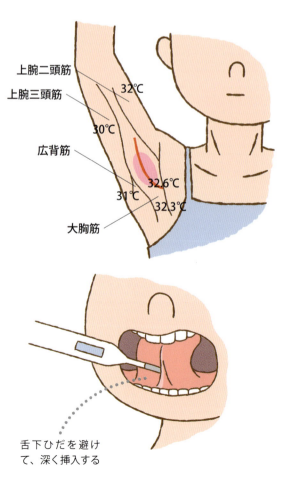

舌下ひだを避けて、深く挿入する

直腸での測定

直腸は非観血的に肺動脈温に近い体温が測定できる部位です。そのため、新生児や生命危機状態の場合や、術中で精度の高い情報が必要なときに測定選択されます。しかし、挿入時の不快さや羞恥心などをともないます。

成人の直腸の長さは5〜6cm、新生児では2.5cmなのでそれに留意します。直腸の位置は肛門から臍に向かっているため、砕石位もしくは左側臥位で挿入します。

測定時間は、実測温で3分以上必要です。

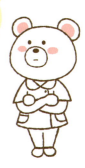

患者さんの年齢や状態を考えて、適切な測定方法を選択することが大切です。

膀胱での測定

膀胱は完全な閉鎖腔で肺動脈温、食道温、直腸温などと相関しており、核心温の指標となります。サーミスター付きのフォーリーカテーテルを経尿道的に挿入し、連続的に測定します。センサーが断裂すると測定できません。重症の患者さんや術中に用いられます。

鼓膜での測定

鼓膜温は赤外線センサーによって測定するので、数秒で測定できます。体温計を保持することが難しい小児に有効です。

鼓膜温は、鼓膜の後ろに位置する内頸動脈温を反映しています。内頸動脈は体温中枢をつかさどる視床下部を循環するので、最も核心温に近い体温が得られます。しかし、鼓膜に至る外耳道は解剖学的に湾曲しているため、鼓膜以外に赤外線センサーがあたって正確に測定できない可能性があります。外耳道は短いので面積は小さいですが、寒冷な環境では影響を受ける可能性があるため、快適な環境下で測定することが望ましいでしょう。

知っておきたい

実測値と予測値の違い

電子体温計には実測値と予測値があります。腋窩温ではその差は0.2℃前後で、通常は1分くらいで測定できる予測値でよいと考えます。しかし予測値35℃以下の場合、実測値は、それよりも1℃高いという実験結果があります。低体温や経過観察のためのモニタリングでは、実測値を選択します。

実測値は検温開始から約4分30秒までは予測値、それ以降は実測値の最高値をデジタルで表示します。検温中は平均約20秒で予測値が表示され、ブザーが鳴ります。そのまま検温を続けていると検温開始から約10分後に実測検温終了ブザーが鳴ります。

予測値は測定方法に影響されることもあります。たとえば、腋窩に電子体温計を挿入し、摩擦を起こすことで体温が上昇します。その温度の立ち上がりで予測温度を設定するため、実測値よりも高くなります。逆に腋窩を開放すると、低い温度から立ち上がるので予測温度は実測よりも低くなります。

5 あわせて確認したいサイン
意識

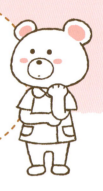

「患者さんの意識状態がおかしい」と思ったとき、適切な評価ができていますか？ 意識についての基礎知識やスケールの使い方についておさらいしましょう。

意識とは？

　そもそも意識とは、<mark>自己と周囲の環境を正しく認識できることであり、刺激や周囲の環境に適切な反応をとれること</mark>をいいます。意識が正常であることで私たちは自己の置かれた環境や、周囲の人を正しく認識することができます。

■「意識レベル」と「認識機能」の2要素

　意識は、意識レベル（覚醒度）と認識機能の2つの要素でとらえることができます。一般的に意識レベルの低下とは、覚醒度が低下している状態を表します。

　意識レベルが正常または軽度の意識レベル低下時に、認識機能（内容）の異常（認知機能の低下）を認める場合があり、これを意識の変容と表現します。

■ 意識を評価して意識障害を把握する

　意識レベル（覚醒度）の低下、認識機能の異常のどちらか一方、または両方に異常を認めた場合を意識障害といいます。

　意識障害は頭蓋内疾患だけでなく頭蓋外疾患にともなう場合でも呈することがあります。

　意識障害の程度を把握し、経時的な変化をとらえるためにも、意識レベルを評価することは重要です。脳の最も基本的な機能の異常を早期発見することにつながります。

意識とは自分や周りのことを

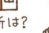

きちんと認識できること

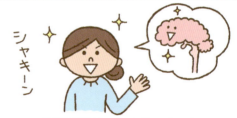

意識は脳がつかさどっていて

意識レベルと認識機能で構成される

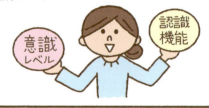

意識が障害された場合
どちらか、または両方の異常が考えられる

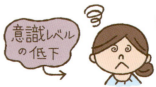

意識レベルと認識機能

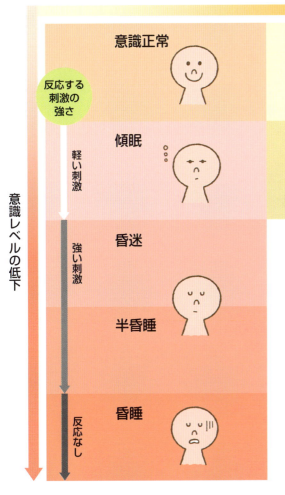

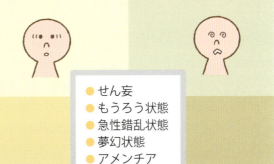

- せん妄
- もうろう状態
- 急性錯乱状態
- 夢幻状態
- アメンチア

● 意識レベルの程度

傾眠	放置していると入眠してしまうが、軽い刺激を与えると開眼する状態
昏迷	強い刺激によってのみ開眼するが、刺激がなくなると直ちに閉眼してしまう状態
半昏睡	強い刺激にのみ顔や手足が反応するが、開眼は全くしない状態
昏睡	強い刺激に全く反応がない状態

『病気が見える vol.7 脳・神経 第1版』（医療情報研究所／メディックメディア／2011年／P456）より引用、一部改変

ふだんと様子が違う患者さんがいた場合、意識レベルはもちろん、認識機能の異常が起きていないかにも注意が必要です。

● 認識機能（認知機能）の内容の程度

せん妄	軽度または中等度の意識混濁の上に、精神運動興奮、幻覚、妄想が加わった状態
もうろう状態	もうろうとしていて全体的な判断能力が欠けている状態
急性錯乱状態	急に生じたせん妄に近い状態
夢幻状態	夢遊状態に近い
アメンチア	外界の認識が困難になり、思考がまとまらず患者さん自身が当惑している軽い意識障害状態

『ベッドサイドの神経の診かた 改訂18版』（田崎義昭他／南山堂／2016年／P128）を参考に作成

意識の仕組み

意識は、**大脳皮質**と**上行性網様体賦活系**により維持されています。意識の覚醒を主につかさどるのが、脳幹網様体と視床下部です。脳幹網様体は、延髄から中脳にかけての脳幹被蓋正中部にある神経細胞と線維網が入り組んだ組織をいいます。

一方、認識機能を主につかさどるのが大脳皮質です。上行性網様体賦活系からの持続的な刺激を受けて大脳皮質は覚醒状態を維持しています。

■ **重要な部位が障害されると意識障害に**

意識レベル（覚醒）を維持するためには、脳の脳幹・視床・大脳皮質（広範囲）が重要な役割を果たします。==脳幹障害・両側間脳障害・大脳半球の広範囲な障害のいずれか、または混在した場合に意識障害が発生します。==

意識が維持される仕組み

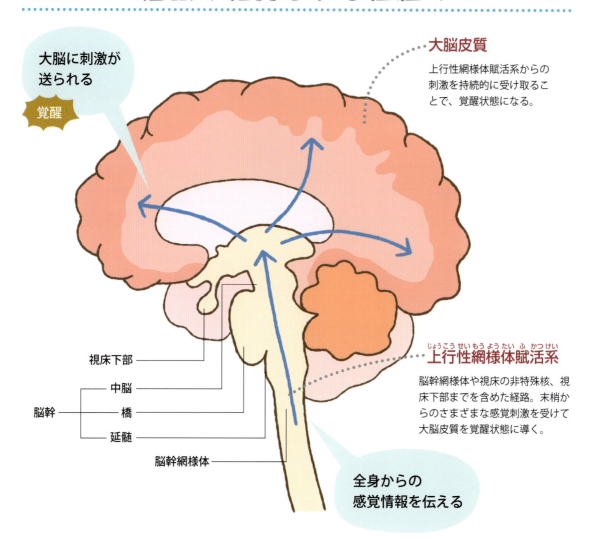

大脳に刺激が送られる
覚醒

大脳皮質
上行性網様体賦活系からの刺激を持続的に受け取ることで、覚醒状態になる。

視床下部
脳幹 ─ 中脳／橋／延髄
脳幹網様体

上行性網様体賦活系
脳幹網様体や視床の非特殊核、視床下部までを含めた経路。末梢からのさまざまな感覚刺激を受けて大脳皮質を覚醒状態に導く。

全身からの感覚情報を伝える

異常に気づくポイント

意識レベルと認識機能が正常な状態を「意識清明」といい、逆にどちらか一方、または両方が低下している状態を「意識障害」として異常とみなします。では、意識障害を早期に発見するにはどうすればよいでしょうか。

たとえば、臨床の場で患者さんをみていると「何か今日はうとうとしているな」と感じることがあると思います。入院生活という環境の変化で睡眠のリズムを崩して、昼夜が逆転してしまっている可能性もあるでしょう。しかし、うとうとしている状態が持続しているのは、何らかの原因により意識障害を起こしているからかもしれません。そういった場面で、==評価スケールを活用して意識障害の有無を確認==することで、異常の早期発見につなげることができます。

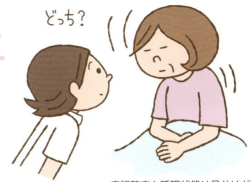

意識障害と睡眠状態は見分けがつきにくい。安易に「眠いだけだ」と決めつけないようにする。

■ いつもの様子を知っておくことも重要

==ふだんの患者さんの認知機能はどうか、既往に認知症はないかなどを把握しておくことも大切になります。==ご家族からの情報はとても重要なので、よく確認しておくようにしましょう。

知っておきたい

高齢者の認知症の見当識障害と軽度の意識障害の見分け方

高齢者は、発熱や、手術による侵襲、集中治療室などの環境により、軽度の意識レベルの低下や見当識障害などの認知症様の症状を認めることがあります。軽度の認知症によるものなのか、意識障害によるものかの判別は困難ではありますが、注意して観察しましょう。

通常、軽度の意識障害においては、急性に発症し、短期間内に見当識障害をはじめとした症状が変動するのが特徴です。

一方、認知症の場合は、発症は緩徐であり、短期間内で見当識障害の症状が変動することはないのが特徴です。

● 見分けるポイント

- 急性に発症して、短期間で症状が変動する
  → 軽度の意識障害の可能性

- 発症がゆるやかで、短期間で症状が変動しない
  → 認知症の可能性

高齢の患者さんを担当する場合には、これらのポイントをふまえて観察していくことが大切になります。

基本の評価方法

意識レベル（覚醒度）は、外的刺激に対する反応でとらえることができます。たとえば、外的刺激がなくても開眼するかどうか、軽い刺激で開眼するがすぐに閉眼してしまう状態なのかなどと計ることができます。

■ 評価スケールは主に2種類

意識レベルを評価するスケールに、JCS（Japan Coma Scale：ジャパン・コーマ・スケール）と GCS（Glasgow Coma Scale：グラスゴー・コーマ・スケール）があります。同じ評価スケールを活用し、意識レベルを把握することで医師とコメディカル間でも相違なく評価することができ、経時的な変化もとらえやすくなります。

カルテの記載や引継ぎの際には、点数だけを記入するだけでなく、どのような刺激に反応したかの内容や、答えられた質問の具体的な内容を伝えると情報共有に役立ちます。

JCSでの評価方法

		0	意識清明
Ⅰ	刺激しなくても覚醒している状態（1桁で表現）(delirium/confusion/senselessness)	1	意識清明とはいえない
		2	見当識障害がある
		3	自分の名前・生年月日が言えない
Ⅱ	刺激すると覚醒する状態（2桁で表現）(stupor/lethargy/hypersomnia/somnolence/drowsiness)	10	普通の呼びかけで容易に開眼する
		20	刺激で開眼する（大きな声または揺さぶりで）
		30	辛うじて開眼する（痛み刺激を加えつつ呼びかけをくり返すと）
Ⅲ	刺激に全く開眼しない（3桁で表現）(deep coma/coma/semicoma)	100	痛み刺激に対して払いのけるような動作をする
		200	痛み刺激に対して少し手足を動かしたり、顔をしかめたりする
		300	痛み刺激に対して全く反応しない

JCSは日本で開発された評価スケールで、意識の覚醒度と認識度に注目している。グレードをⅠ、Ⅱ、Ⅲに分け、さらに3段階に分類しており、3-3-9度方式と呼ばれる。点数が大きいほど重症度は高い。

a 刺激がなくても開眼しているかどうかを確認する

❶ 自発的に開眼しているか

まずは覚醒度を把握するために、自発的なものか、刺激がないと覚醒しないかを確認する必要があります。自発的に開眼していれば、次に声をかけて反応をみます。

開眼している → b に進む
自発的な開眼なし → a ❷へ

❷ 声をかけて開眼するか

声をかけると開眼する → b に進む
声をかけても開眼しない → c へ

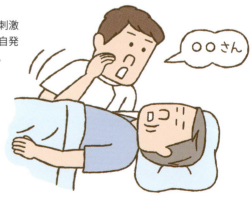

b 質問に返答できるかどうかを確認する

❶ 自分自身について ➡ ❷ 見当識について

質問の内容は、最初に自分自身のことが答えられるかどうかを確認します。具体的には名前、生年月日、年齢について尋ねます。

日付、場所、人（自分以外の他者が理解できるか）について確認します。

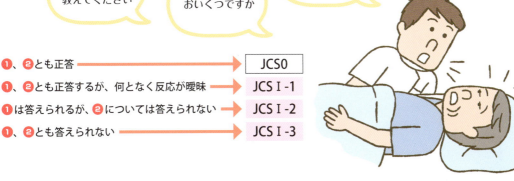

お名前を教えてください
おいくつですか
今日は何月何日ですか
ここがどこかわかりますか

❶、❷とも正答	➡	JCS0
❶、❷とも正答するが、何となく反応が曖昧	➡	JCSⅠ-1
❶は答えられるが、❷については答えられない	➡	JCSⅠ-2
❶、❷とも答えられない	➡	JCSⅠ-3

c 刺激に反応するかどうかを確認する

❶ 声かけと刺激で開眼するかを確認する

「○○さん目を開けてください」に開眼する場合は、JCSⅡ-10（呼びかけに容易に開眼する）になります。そのままbの質問を行い、その返答内容で見当識があるかどうかを確認することができます。

○○さん、目を開けてください

反応がなければ大声で

○○さーん！目を開けてくださーい！

大きな声で「○○さん目を開けてください」と体を揺さぶると開眼する	➡	JCSⅡ-20
痛み刺激を加えつつ呼びかけをくり返すと辛うじて開眼する	➡	JCSⅡ-30
開眼しない ➡ c ❷へ		

❷ 痛み刺激に反応するかを確認する

大きな声や揺さぶり刺激に反応しない場合は、痛み刺激を与えて反応をみます。痛み刺激には、爪床にペンを使って刺激する、胸骨を手拳で圧迫する、眼窩上縁への圧迫刺激をするなどがあります。皮膚や爪を損傷しないように何度も同じ個所で行わないようにします。

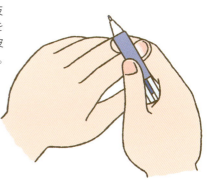

痛み刺激に対して払いのける	➡	JCSⅢ-100
痛み刺激に対して少し手足を動かしたり、顔をしかめたりする	➡	JCSⅢ-200
痛み刺激に全く反応しない	➡	JCSⅢ-300

GCS での評価方法

開眼（E） Eye Opening	自発的に開眼する	4
	呼びかけにより開眼する	3
	痛み刺激により開眼する	2
	全く開眼しない	1
最良言語反応（V） Best Verbal Response	見当識あり	5
	混乱した会話	4
	混乱した言葉	3
	理解不明の音声	2
	全くなし	1
最良運動反応（M） Best Motor Response	命令に従う	6
	疼痛部へ手足を持っていく	5
	痛みに対して逃避する	4
	四肢を異常屈曲する	3
	四肢を伸展する	2
	全くなし	1

覚醒度は開眼（E）、高次脳機能は最良言語反応（V）、運動反応は最良運動反応（M）と3項目に分けて評価し、それぞれを4段階、5段階、6段階の点数で評価するスケール。英国で開発されたもので、基本的に頭部外傷後の予後をよく反映するように作成されている。くも膜下出血のグレード評価にも用いられる。点数が少ないほど重症度が高く、8点以下が重症といわれている。

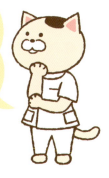

3つの項目についてそれぞれ評価し、3項目の合計を算出します。

Eの評価

自発的な開眼があるかどうか

自発的な開眼（刺激を加えない状態で15秒以上開眼状態を保っていられる状態）があるかどうかをみます。

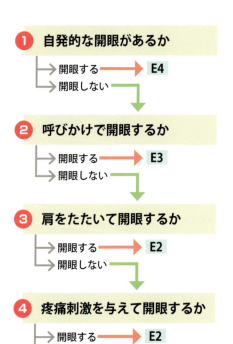

① 自発的な開眼があるか
 → 開眼する → E4
 → 開眼しない

② 呼びかけで開眼するか
 → 開眼する → E3
 → 開眼しない

③ 肩をたたいて開眼するか
 → 開眼する → E2
 → 開眼しない

④ 疼痛刺激を与えて開眼するか
 → 開眼する → E2
 → 開眼しない → E1

Vの評価

言語反応があるかどうか

見当識（時、人、場所）について質問します。時については月だけを正しく答えられればよいことになっています。人については自己の判断（名前が言える）ができるのではなく、他人の認識（他人が誰であるかわかる）ができることが必要です。たとえば「診察している人は誰か」をたずねて「医師です」と答えられるか、また面会で来た人と自分がどのような関係かを正しく答えられるかなどです。
「時」「人」「場所」の3点が答えられていれば見当識は保たれているといえます。気管内挿管されている患者さんでは、評価が困難であり、T1点にします。

① 今、何月ですか？（時の質問）

② 私は誰だかわかりますか？（人の質問）

③ ここはどこですか？（場所の質問）

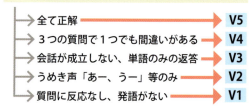

 → 全て正解 → V5
 → 3つの質問で1つでも間違いがある → V4
 → 会話が成立しない、単語のみの返答 → V3
 → うめき声「あー、うー」等のみ → V2
 → 質問に反応なし、発語がない → V1

Mの評価　運動反応があるかどうか

運動反応は、最良運動反応で評価します。四肢で左右差がなければ左右どちらで評価してもかまいません。ただし、左右差がある場合は、軽症側、または健側の得点で評価します。「手を握ってください」という指示に応えるだけでは、前頭葉障害でみられる把握反射の可能性があるため、必ず「手を離してください」と離握手の反応を確認します。
頸髄損傷などで四肢麻痺がある場合には、顔面・眼球運動で評価します。この場合の評価については、M6の「命令に従う」かM1の「全く動きなし」のどちらかになります。

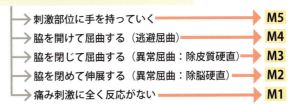

❶ 離握手の命令に従えるか
→ 正確にできる → M6
→ 正確にできない

❷ 痛み刺激に反応するか
→ 刺激部位に手を持っていく → M5
→ 脇を開けて屈曲する（逃避屈曲） → M4
→ 脇を閉じて屈曲する（異常屈曲：除皮質硬直） → M3
→ 脇を閉めて伸展する（異常屈曲：除脳硬直） → M2
→ 痛み刺激に全く反応がない → M1

異常が起きたら……

　意識障害は、多様な原因で起こります。脳の器質的な障害に加え、全身性の代謝異常などによる二次的な脳の機能障害など、さまざまです。意識障害の鑑別には、既往歴や、症状、神経学的所見、臨床検査によって判定することができます。鑑別診断の方法に、AIUEO TIPSがあります。

　頭蓋外疾患による意識障害の場合には、その原因が何かによってその対応も変わってきます。たとえば、低血糖や高Na・低Na血症によるものであれば、血糖や血清Na値の是正が必要になります。

　頭蓋内疾患にともなう意識障害を認めた場合には、脳幹または大脳半球のいずれかまたは両方に障害を認めることが予測されます。そのため、あわせて神経学的所見も観察していく必要があります。瞳孔所見、四肢・顔面に運動麻痺がないかどうか、血圧、呼吸などのバイタルサインも計測していき、必要時には医師へ報告しましょう。

● AIUEO TIPS（アイウエオ チップス）

A	Alcohol	アルコール
I	Insulin	低・高血糖
U	Uremia	尿毒症
E	Encephalopathy	脳症
	Endocrinopathy	内分泌疾患
	Electrolytes	電解質異常
O	Oxygen	低酸素血症
	Opiate	薬物中毒
T	Trauma	頭部挫傷
	Temperature	高・低体温
I	Infection	感染症
P	Psychiatric	精神疾患
	Porphyria	ポルフィリア
S	Stroke/SAH	脳血管障害
	Seizure	痙攣重積
	Syncope	失神
	Shock	ショック

※青い部分は二次的な脳機能障害・その他

6 あわせて確認したいサイン
尿量

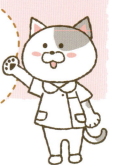

尿量測定により腎臓や尿管の異常だけでなく、循環についてもいち早く気づくことができます。

なぜ尿量を測定する？

一般にバイタルサインというと体温・血圧・脈拍・呼吸を指しますが、この4つを正常に保つために代償機構が働きます。血圧が低下したときには主に<mark>尿量を減少させることで血圧を維持しようとします。</mark>

■ **尿の生成には水分と血圧が不可欠**

尿は左右2つある腎臓からつくられます。腎臓に流れ込んだ血液は糸球体で濾過され、ボーマン嚢から尿細管へ流れ込み、再吸収を経て尿がつくられます。この仕組みは<u>水分</u>と<u>血圧</u>が十分にあることで成り立ちます。

■ **濾過には一定の圧力が必要になる**

血圧と尿の関係は、<u>濾過にかかる圧力（有効な濾過圧）</u>を考えるとみえてきます。

血液が糸球体で濾過されるためには、毛細血管圧（糸球体の血圧）が血液の膠質浸透圧とボーマン嚢内圧に打ち勝たなくてはなりません。

血液の膠質浸透圧とボーマン嚢内圧は一定なので、糸球体血圧が十分にあれば、尿細管に血液が流れて再吸収を経て、尿がつくられます。逆に尿がつくられないのは、腎臓自体が機能を停止している場合や血管内脱水の場合、血圧が低い場合が考えられます。

■ **糸球体の血圧がポイントになる**

血圧が十分にあるかどうかは糸球体の血圧

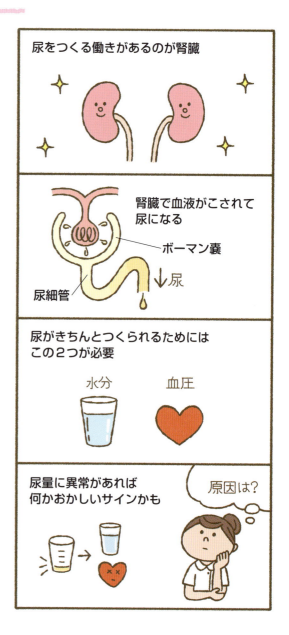

尿をつくる働きがあるのが腎臓

腎臓で血液がこされて尿になる
― ボーマン嚢
尿細管　↓尿

尿がきちんとつくられるためにはこの2つが必要
水分　血圧

尿量に異常があれば何かおかしいサインかも
原因は？

をもとに考えます。この時にカギとなるのが平均血圧です。

平均血圧は心臓から遠い毛細血管の血圧を示しています。ボーマン囊の血管も毛細血管に当てはまるため、**糸球体血圧＝平均血圧**と考えます。

平均血圧は**拡張期血圧＋（収縮期血圧－拡張期血圧）÷3**で求めることができます。図のとおり、尿をつくり出すには**平均血圧≧60mmHg**が必要であり、これを満たすときに一日量の基準値である500～2000mL/日の尿が生成されると考えられます。

■ 昇圧剤を使用している場合は注意を

血圧が低い人には昇圧剤が使用されることがあります。昇圧剤は主に細い血管を収縮させることで、体の中心に血液をとどめようとします。そのため、昇圧剤を使用している場合には血圧が十分にあっても尿がつくられていないことがあります。

昇圧剤により見かけ上は血圧が保たれていても尿がつくられない場合は、各種臓器に十分な血液が流れていない可能性があり、循環動態は不安定であるといえます。

尿量とほかのバイタルサインの関連もチェックする

ほかのバイタルサインと関連して考えると、体温が高い場合は不感蒸泄（ふかんじょうせつ）が増え、血管内の水分が減少します。すると血圧が低下し、これを補うために、**心拍数の上昇、尿量の減少**が生じます。

逆に尿量が減少すると、血管内の水分が増えすぎることにより**全身浮腫**や**肺水腫**を呈したりします。それにともない**呼吸困難感、呼吸数の増加、SpO₂の低下**が起こります。心臓が悪い人では前負荷が増大し、心不全が増悪します。

最終的に尿量が減少して体内に毒素がたまると尿毒症を引き起こします。すると代謝性アシドーシスからアシデミアとなり、最終的には死に至ります。

バイタルサインが変化することで尿量が減少し、逆に尿量が減少することでバイタルサインが変化することもあります。尿量の変化を観察することはとても重要です。

尿の生成に必要な血圧

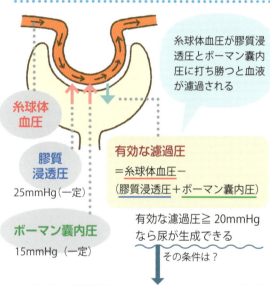

糸球体血圧が膠質浸透圧とボーマン囊内圧に打ち勝つと血液が濾過される

有効な濾過圧
＝糸球体血圧－（膠質浸透圧＋ボーマン囊内圧）

有効な濾過圧≧20mmHgなら尿が生成できる

その条件は？

● **有効な濾過圧≧20mmHgとなる条件**

糸球体血圧－（25mmHg＋15mmHg）≧20mmHg
　　　　　　膠質浸透圧　ボーマン囊内圧

すなわち糸球体血圧≧60mmHg

糸球体血圧＝平均血圧なので
平均血圧≧60mmHgなら尿が生成できる

有効な濾過圧の求め方

（例）収縮期血圧125mmHg　拡張期血圧80mmHgの場合

❶ 平均血圧
＝80mmHg＋（125mmHg－80mmHg）÷3＝95mmHg

❷ 有効な濾過圧
＝95mmHg－（25mmHg＋15mmHg）
　糸球体血圧　膠質浸透圧　ボーマン囊内圧
＝55mmHg≧20mmHg　→　**尿が生成**

異常を見つけるポイント

尿の異常に気づくためには、尿量のほかに色、臭気の観察が必要です。また尿検査では蛋白・糖・潜血・ウロビリノーゲンなどさまざまな項目を調べることができ、病気の診断に役立てられます。

ここでは、尿量の異常についてバイタルサインから考えられることを説明します。

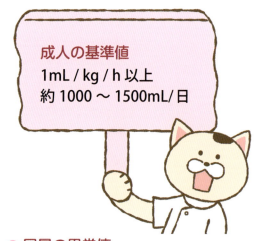

成人の基準値
1mL／kg／h 以上
約 1000 〜 1500mL／日

🔍 尿量の減少

尿量が減少する理由は、3つに分類することができます。

循環不全（腎前性腎不全）・**腎臓の臓器障害**（腎性腎不全）・**尿路閉塞**（腎後性腎不全）です（P65図参照）。腎臓や尿路に問題がなく、尿量が減少する場合は循環不全の可能性があります。

心臓の機能が働かなくなったり、心臓以外の原因で循環不全を起こしたりする病態を**ショック**といいます（P152参照）。ショックでは**血圧が低下**しますが、人間の体にはホメオスターシスが存在し、血圧が低い場合、心拍数を増やして血圧を上げようとする働きがあります。これが原因で**頻脈**となります。血圧が低いということは、全身に流れる血液が少ないことが考えられます。すると全身に流れる酸素も低下してしまうため、代償機構として**頻呼吸**を呈します。また敗血症の場合は**体温の上昇**が認められます。

このように血圧低下、頻脈、呼吸数の増加、体温上昇に加え、尿量減少が起きている場合は循環不全による尿量減少を疑います。また尿量が少なくなっているときに血圧の低下がみられなくても、代償機構によって血圧を維

● 尿量の異常値

最低限確保したい尿量	0.5mL／kg／h
乏尿	400mL／日以下
無尿	100mL／日以下

持されている可能性があるので、尿量減少の裏に循環不全が隠れている可能性を常に考えましょう。

膀胱の様子や尿の色からも原因を探っていく

膀胱の状態や尿の色をみることも必要です。

腎後性腎不全が疑われる場合は、医師に相談し、エコーで膀胱や尿管の拡張をみて膀胱に尿があるのかを確認します。

腎性腎不全が疑われる場合は、尿の色を確認します。腎臓の機能が低下すると、尿の濃縮力も停止します。そのため、尿が少なく色が薄い場合は腎性腎不全を疑います。

一方、腎前性腎不全では腎臓の機能は保たれているので、尿の濃縮力は維持されています。尿が少なく、色がオレンジ色になっている場合は腎前性腎不全を疑います。

尿量が減少する3つの原因

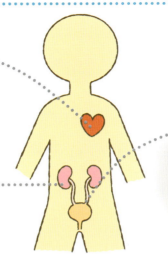

腎前性腎不全
腎臓より前にある臓器の障害、つまり心臓の障害によって起こり、腎臓への血流が滞ると尿が生成されない。心不全では心臓の機能が低下し十分な血圧が維持できず、尿量が減少する。

ポイント！ 循環不全があるか？

腎性腎不全
腎臓そのものの機能が低下し、尿が生成されない。

ポイント！ 尿が少なく、色が薄くなっていないか？

腎後性腎不全
腎臓より後ろの臓器、尿管や膀胱の障害で起こる。尿は生成されるが体の外に排出されない。2つの尿管が閉塞する尿管結石、前立腺肥大による尿閉、膀胱留置カテーテルの閉塞といった原因が考えられる。

ポイント！ 膀胱に尿があるか？

🔍 尿量の増加

尿量が増加する病気は主に**尿崩症・水中毒・糖尿病**です。尿量が減少した場合に比べると危険度、緊急度は高くありません。

尿が出すぎることで血圧低下が起きたり、電解質異常が起きたりします。脳卒中や糖尿病の患者さんの場合は、尿が出すぎていないか観察が必要です。

● **尿量の異常値**

多尿	2500mL／日

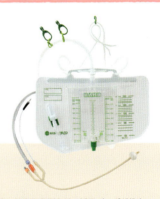

正確な測定に精密尿量測定付の採尿バッグが役立つ。
（写真提供：株式会社メディコン）

 知っておきたい

尿量を正確に測定するポイント

尿量を正確に測定するには、排尿をするときに1回1回尿器でこぼさず回収しなくてはいけません。患者さん自身ができれば問題ありませんが、重症の患者さんであれば難しいでしょう。

そのため正確な尿量を測定するためには、膀胱留置カテーテルの挿入が必要となります。1時間の尿量、2時間の尿量などを知りたいときには精密尿量測定付の採尿バッグを用います。

尿はまず前面のメモリのついたバッグにたまっていき、ある一定の量になると後ろのバッグにたまっていきます。尿量が多いと前面のバッグが溢れて後ろのバッグに流れ込んでしまい、正確な時間尿量が測定できません。尿量が多い人は30分に1回などこまめに尿量確認が必要になります。どのくらいの時間尿量が必要かは医師に確認しましょう。

7 あわせて確認したいサイン
疼痛

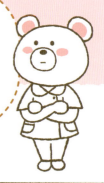

痛みは体の異常を知らせるサインで、バイタルサインとともに評価されることが多くあります。痛みは主観的な体験のため、主に問診によって評価していきます。

痛みとは？

痛みとは「実際に何らかの組織損傷が起こったとき、あるいは組織損傷が起こりそうなとき、あるいはそのような損傷の際に表現されるような、不快な感覚体験および情動体験」*と定義されています。

痛みは基本のバイタルサインとともに大切な指標で、体の異常を知らせ、命を脅かす事態になることを防ぐ役割があります。

強い痛みが長引くと難治性の慢性痛となり、日常生活に支障をきたすことがあります。そのため、速やかに痛みの特徴を把握し、原因を特定して取り除くことが大切です。また緊急対応が必要な痛みの場合は急激に変化するため、すばやくポイントをおさえて情報収集することが求められます。

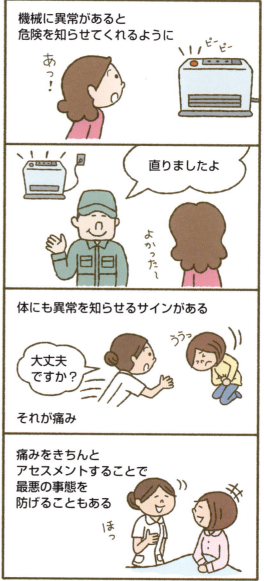

機械に異常があると危険を知らせてくれるように

体にも異常を知らせるサインがある

それが痛み

痛みをきちんとアセスメントすることで最悪の事態を防げることもある

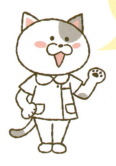

痛みは患者さんにとってつらいもの。訴えがあれば痛みはあると考えて、情報収集することが大切です。

*国際疼痛学会による定義（日本緩和医療学会により和訳）

異常を見つけるポイント

情報収集では、丁寧に問診を行います。右の8つの質問について聞いていきましょう。あわせて「外傷、腫脹、発赤、皮膚の感覚の変化、圧痛の有無、組織の硬化がないか？」「疼痛部位について検査レポートで何か指摘されていないか？」などを確認します。

痛みは主観的な症状であり、本人にしかわかりません。患者さんに対しても「痛みは我慢せずに医療者に伝えることでよりよい治療ができる」と伝えることも大切です。

● アセスメントに役立つ8つの質問

1. いつから痛いのか？
2. 痛みは強くなっているのか？
3. どこが痛いのか？
4. どんな痛みなのか？
5. 一日中痛いのか？
6. 間欠的に痛くなるのか？
7. 痛みが出るきっかけがあるのか？
8. 痛みで生活にどのような影響があるか？

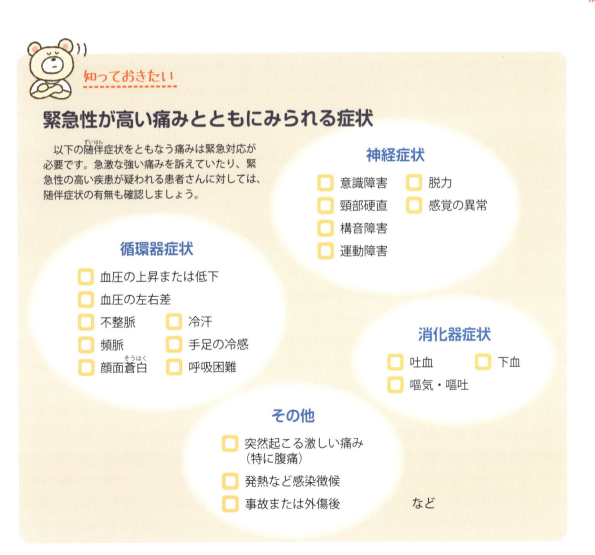

知っておきたい
緊急性が高い痛みとともにみられる症状

以下の随伴症状をともなう痛みは緊急対応が必要です。急激な強い痛みを訴えていたり、緊急性の高い疾患が疑われる患者さんに対しては、随伴症状の有無も確認しましょう。

神経症状
- ☐ 意識障害　☐ 脱力
- ☐ 頸部硬直　☐ 感覚の異常
- ☐ 構音障害
- ☐ 運動障害

循環器症状
- ☐ 血圧の上昇または低下
- ☐ 血圧の左右差
- ☐ 不整脈　☐ 冷汗
- ☐ 頻脈　☐ 手足の冷感
- ☐ 顔面蒼白　☐ 呼吸困難

消化器症状
- ☐ 吐血　☐ 下血
- ☐ 嘔気・嘔吐

その他
- ☐ 突然起こる激しい痛み（特に腹痛）
- ☐ 発熱など感染徴候
- ☐ 事故または外傷後

など

痛みの強さ

痛みは主観的であることは前述しましたが、スケールを使用することで、痛みの強さを医療者と共有することができます。それぞれのスケールに互換性はないため、<mark>同じ人には同じスケールを使用することが大切です。</mark>

スケールにはそれぞれ特徴があります。患者さんの状態などにあわせて適切なスケールを選びましょう。

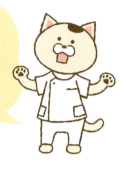

臨床で用いられる疼痛スケール

● Numerical Rating Scale（NRS）

0　1　2　3　4　5　6　7　8　9　10

痛みがない状態を「0」、考えられる最悪の痛みを「10」とした場合、今の痛みがどれか、数字で答えてもらいます。

● Visual Analogue Scale（VAS）

全く痛みがない　　　　　　これ以上の強い痛みは考えられない、または最悪の痛み

10cmの線の「左端：全く痛みがない」「右端：最悪の痛み」の中で自分の痛みがどのあたりか教えてもらい、左端からの長さを測定します。

● Verbal Rating Scale（VRS）

痛みなし　少し痛い　痛い　かなり痛い　耐えられないくらい痛い

自分の痛みに当てはまる言葉を選びます。数字で痛みを伝えることが苦手な人に適しています。

● Faces Pain Scale（FPS）

自分の痛みに近い表情を選んでもらいます。小児や高齢者向けのスケールです。大人にも使えますが妥当性は確立していません。痛み以外の心理状態を反映する可能性があります。

Whaley L, et al. Nursing Care of Infants and Children, 3rd ed, ST. Louis Mosby, 1987

🔍 痛みの性状・場所

「ズキズキ（**体性痛**）」「鈍痛（**内臓痛**）」「ビリビリしびれる、電気が走る（**神経障害性疼痛**）」など、どのような痛みなのか確認します。さらに「痛い場所を触って教えてください」と言って実際に痛い場所を触ってもらい、「ここ」とピンポイントで指し示すことができる（体性痛）か「このあたり」と痛い場所がぼんやりしている（内臓痛）かを確認します。いちばん痛いところを確認した後、ほかに痛い場所がないか確認します。内臓痛では、痛みが起きている場所と離れた場所に痛みが出ることがあるためです（**関連痛**）。

神経障害性疼痛の場合、皮膚神経分布図（**デルマトーム**）と痛みの部位が一致しているか確認すると、痛みの原因部位の特定に役立ちます（P70 図参照）。

● 痛みの種類別の特徴

体性痛	ズキズキする痛み。痛い場所がピンポイントでわかる。
内臓痛	鈍痛。痛い場所がぼんやりしている。
神経障害性疼痛	ビリビリしびれたり、電気が走るような痛み。デルマトームと一致する。

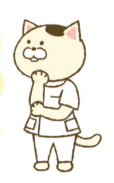

痛みを感じる場所から起こっている疾患を予測できることもあります（P72 参照）。

内臓痛の関連痛

痛みが起きている場所と離れた場所に出る痛みを関連痛という。神経の混線などで起こる。

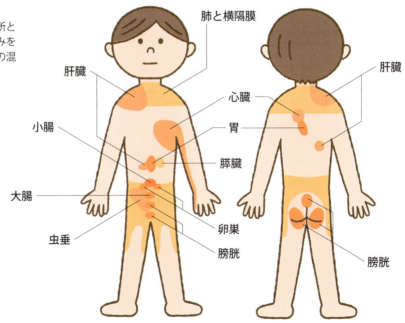

『運動・からだ図解　痛み・鎮痛のしくみ』（橋口さおり／マイナビ出版／2017年／P31）を参考に作成

神経障害性疼痛に役立つデルマトーム

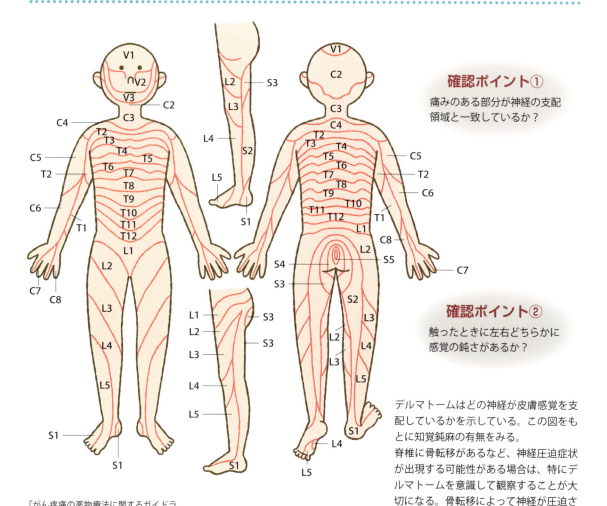

確認ポイント①
痛みのある部分が神経の支配領域と一致しているか？

確認ポイント②
触ったときに左右どちらかに感覚の鈍さがあるか？

デルマトームはどの神経が皮膚感覚を支配しているかを示している。この図をもとに知覚鈍麻の有無をみる。
脊椎に骨転移があるなど、神経圧迫症状が出現する可能性がある場合は、特にデルマトームを意識して観察することが大切になる。骨転移によって神経が圧迫された場合、麻痺が出る直前には急激に痛みが増悪し、デルマトームの支配領域と一致した知覚鈍麻が出現する。

『がん疼痛の薬物療法に関するガイドライン（2014年版）』（日本緩和医療学会/金原出版/2014年）を参考に作成

🔍 痛みのパターン

急に出現した**急性痛**か、**慢性痛**か確認します。急に出現した強い痛みの場合、緊急対応が必要な可能性が高くなります。「1日中痛いですか？」「時々痛くなりますか？」などと聞き、P71の❷のように普段は痛みがなく間欠的に強い痛みが出る**突出痛**なのか、あるいは❸❹のような**持続痛**なのか、を確認します。

痛みのパターンにあわせて治療法を考慮します。持続痛では定時鎮痛薬を検討、突出痛では増悪因子への対応、頓用鎮痛薬の効果的な投与タイミングの検討、鎮痛補助薬の検討などが行われます。

痛みの主な4つのパターン

❶ ほとんど痛みがない

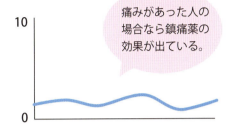

痛みがあった人の場合なら鎮痛薬の効果が出ている。

❷ ふだんはほとんど痛みがないが1日に何回か強い痛みがある

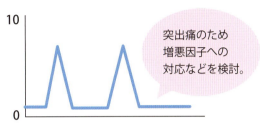

突出痛のため増悪因子への対応などを検討。

❸ 普段から強い痛みがあり、1日の間に強くなったり弱くなったりする

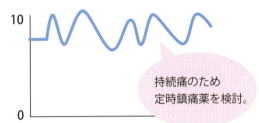

持続痛のため定時鎮痛薬を検討。

❹ 強い痛みが1日中続く

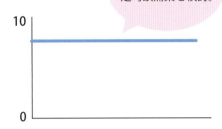

❸と同様に持続痛。定時鎮痛薬を検討。

「緩和ケア普及のための地域プロジェクト（厚生労働科学研究　がん対策のための戦略研究）疼痛の評価シート　症状パターン」を参考に作成　http://gankanwa.umin.jp/pamph.html（アクセス日 2018年7月17日）

知っておきたい

「痛みで困っていること」「痛みが強くなるきっかけ」を聞くことが、痛みを緩和するヒントに

「痛みでいちばん困っていることは何ですか？」などと聞き、痛みによる生活への支障を確認します。WHO方式がん疼痛治療法では第一の目標は痛みに妨げられずに安眠できること、第二の目標は安静時に痛みがないこと、第三の目標は体動時の痛みが消失することと定められています。

「痛みが強くなるきっかけはありますか？」「痛みが和らぐことはありますか？」などと聞き、痛みに影響する要因を確認します。増悪因子・軽快因子を確認することにより痛みが増悪する刺激を避け、痛みを緩和する方法を取り入れることができます。

痛みに影響する要因には以下のようなものがあります。

● **増悪因子**
- ☐ 体動（座位・寝返り・歩行など）
- ☐ 食事
- ☐ 排尿・排便
- ☐ 咳
- ☐ 不安
- ☐ 夜間　　など

● **軽快因子**
- ☐ 安静
- ☐ 保温
- ☐ 冷却
- ☐ マッサージ　など

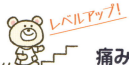

痛みがあるときに考えられる疾患を知っておこう

痛む部位から起こっている疾患を予測できる場合があります。痛む場所を尋ねたら、以下のような疾患の可能性がないか念頭に置きながらアセスメントしましょう。

頭痛
- 硬膜外出血
- 硬膜下血腫
- くも膜下血腫
- 脳出血
- 脳腫瘍
- 髄膜炎
- 緑内障
- 副鼻腔炎
- 低血糖
- 低酸素血症
- 高二酸化炭素血症
- 片頭痛
- 緊張性頭痛
- 群発性頭痛　など

背部痛
- 解離性大動脈瘤
- 感染性心内膜炎
- 重症急性胆嚢炎
- 重症急性膵炎
- 腎梗塞
- 脊髄圧迫　など

胸痛
- 心筋梗塞
- 胸部大動脈瘤解離
- 食道静脈瘤破裂
- 肺塞栓症
- 肺がん
- 肺炎
- 狭心症
- 帯状疱疹
- 逆流性食道炎　など

腰痛
- 急性膵炎
- 腎盂腎炎
- 悪性リンパ腫
- がんによる骨転移
- 尿管結石
- 急性腰痛症
- 腰椎分離・すべり症
- 腰部椎間板ヘルニア
- 腰椎圧迫骨折
- 変形性腰痛症
- 側弯症

腹痛

右上腹部
- 胃・十二指腸潰瘍
- 胆石
- 胆嚢炎
- 胆道がん
- 急性肝炎
- 腎盂腎炎　など

上腹部中央
- 逆流性食道炎
- 胃・十二指腸潰瘍
- 胃炎
- 胃がん
- 膵炎
- 心筋梗塞
- 大動脈解離
- 虫垂炎の初期　など

左上腹部
- 膵炎
- 膵臓がん
- 胃潰瘍
- 腎盂腎炎　など

へそ周囲、おなか全体
- 大腸炎
- 腹部大動脈瘤
- 腹膜炎
- 腸閉塞　など

右下腹部
- 虫垂炎
- 腸閉塞　など

下腹部
- 膀胱炎
- 大腸炎
- 子宮がん
- 月経困難症
- 前立腺炎　など

左下腹部
- 大腸炎
- 大腸がん
- 潰瘍性大腸炎
- 便秘　など

その他
- 消化管穿孔
- 消化管出血
- 急性膵炎
- 感染性ショックをともなう腹腔内膿瘍
- 精巣捻転
- 子宮外妊娠
- 卵巣茎捻転
- 卵巣破裂
- 食道静脈瘤破裂　など

『運動・からだ図解　痛み・鎮痛のしくみ』（橋口さおり／マイナビ出版／2017年／P199）を参考に作成

第 2 章

対象により注意すること

1 高齢者……74
2 小児……82
3 妊産婦……90
4 終末期……96
5 精神疾患をもつ患者さん……102

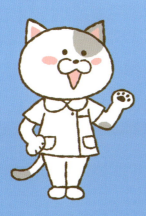

1 高齢者

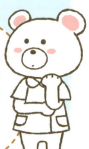

病院・診療所、医療の現場において高齢者が占める割合は年々増加しています。高齢者は成人や小児と比較してどのような点に注意していくのかを解説します。

どんな特徴がある？

一般に、高齢者は65歳以上の人たちのことを指すと定義されています。老化とは人が今まで人生を歩んできた足跡であり、体に現れる現象には個人差があります。また現在では80歳代で開心術を行うことも珍しくありませんが、成人期と比較すると臓器機能を含めた身体的機能には衰えがあり、看護師はその点を考慮した観察が必要です。

■ 体内水分量の変化が起こる

まず思い浮かぶのが体内水分量の変化です。成人では体重の約55～60％を水分が占めていますが、加齢により身体構成の成分

● 加齢による身体構成成分の分布変化

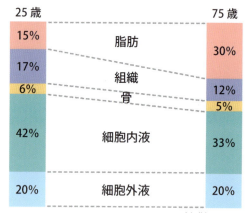

（出典）Goldman

に変化が起きます。脂肪成分が増加し、臓器・筋肉・細胞内液が減少するため、高齢者では体重あたりの水分量が50％ほどに低下します（上図参照）。

加えて腎機能・口渇中枢の機能低下や発汗・下痢などによる水分低下、また場合によっては、低栄養（アルブミン血症）を起因とした水分の血管外漏出から、循環血液量が減少することによって、脱水をきたしやすい状態になります。

全身の機能低下に加えて、多様な疾患を有する人も増えます（P78参照）。所見をとるときだけの訴えではなく、前後の変化や推移の情報を得たり観察したりすることが大切です。

● 高齢者の特徴

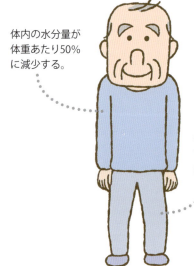

体内の水分量が体重あたり50％に減少する。

多様な疾患をもち、全身の機能が低下する。

バイタルサインの見かた

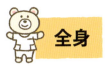

全身　コミュニケーションがとれるかどうかが重要なポイント

高齢者では多様な疾患を有する患者さんが多いことは前述しました。年齢を経ても特に疾患をもたずに健康な人もいる一方で、認知機能障害を有する人もいるなど、患者さんによって状態はさまざまです。意識レベルをはじめ、コミュニケーションをどの程度とることができるのかを知ることも、バイタルサイン測定前のポイントになります。

たとえば認知症がある人ではその人の生活パターンを把握し、いつなら精神状態が落ち着き、治療や処置を受け入れてもらいやすいのかを知っておきましょう。また「人とのコミュニケーションが苦手で脈拍や呼吸数が上がりやすい」といった患者さんの特徴をつかんでおくと、その人にあった配慮が可能になり、バイタルサインを前後の推移でとらえられるようになります。

■ 自覚されない症状を察知するのも大切

しかし、懸命にコミュニケーションをとったとしても、患者さん自身が症状を自覚していないこともあります。自覚されない身体症状を見逃さないためには、バイタルサインを測定するきっかけをつかみ、患者さんが声にできない症状（異常）を察知することが看護師に求められます。

看護師は五感を駆使しながら全身状態をみていきますが、まずは患者さんを見たときの全体的な印象を大切にしましょう。元気がない、おかしいと感じた場合、その数時間後に急変が起こることがあります。P76のような徴候は日常の臨床でも多く出会うものです。これもバイタルサインの1つとして認識できます。その後のバイタルサインの測定や治療行為へのスイッチとなりえます。

「全体的な印象」には五感から得られる情報が詰まっている

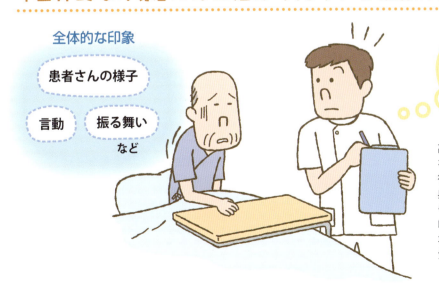

全体的な印象
- 患者さんの様子
- 言動
- 振る舞い
- など

今日は（昨日よりも）活気がないな……

高齢者では何らかの急性疾患を発症していたとしても、既往や加齢変化の影響により、典型的な症状が出にくいこともある（不顕性）。全体的な印象の違いを意識することで、本人が自覚していない症状に気づくきっかけができる。

急変する可能性がある患者さんの特徴

表情・見た目の変化
- ☐ 顔色がどす黒い
- ☐ 顔の輪郭がぼやける
- ☐ 目つき、表情が何となくおかしい
- ☐ 視線があわない
- ☐ ぐったりしている
- ☐ ぼんやりしている
- ☐ 表情がない
- ☐ 表情が暗い
- ☐ 顔をしかめる
- ☐ 目がとろんとしている
- ☐ 目がつり上がっている
- ☐ 活気がない
- ☐ 気分が悪そう

食事の様子の変化
- ☐ やっと食事をする
- ☐ 食事をしながらうとうとする
- ☐ 促しても食事をとろうとしない
- ☐ いつまでも飲み込まない
- ☐ 食事時間に起きない

発言の変化
- ☐ 話しかけても返答がない
- ☐ 会話が全くない
- ☐ 発語が不明瞭
- ☐ 問いかけに応答しない
- ☐ 応答が鈍い
- ☐ 会話時に息切れがする

動作の変化
- ☐ じっとしている
- ☐ 反応がスローモーション
- ☐ 天井をじっと見つめている
- ☐ 目を開けたがらない
- ☐ 自分から動きたがらない
- ☐ 手足を動かし続ける
- ☐ 座位になりたがらない
- ☐ すぐに臥床しようとする
- ☐ 立ったり座ったりをくり返す
- ☐ 車いすへの移乗が難しい
- ☐ 歩行したがらない
- ☐ 歩行時間が減少する
- ☐ 廊下をウロウロしている
- ☐ ふだんは歩かないのに歩こうとする

『老年者の生活と看護』（巻田ふき他/中央法規出版/1996年）、「沖縄県立看護大学紀要」（照屋理奈他/2009年/10:P45-53）、「Kitakanto Med J」（杉田厚子他/2005年）から抜粋、一部改変して作成

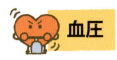

血圧　慢性的な高血圧をもつ人が増える傾向がある

　高齢者の正常血圧は一般に 140/90mmHg 未満が目安となりますが、高齢になると動脈硬化が進み、血管抵抗が大きくなるため、高血圧をもつ人が増えます。

　高血圧は、動脈瘤、脳梗塞、くも膜下出血、狭心症、心筋梗塞などのリスク因子です。また、「サイレントキラー」といって自覚症状がないために、治療への意識が向かないことが多いことも特徴です。

　高血圧治療ガイドラインでは、高血圧の診断基準を正常高血圧・高血圧（Ⅰ～Ⅲ度）の４つのグループに分けています。正常高血圧の範囲内であれば治療は行われません。

● 成人の血圧の基準値

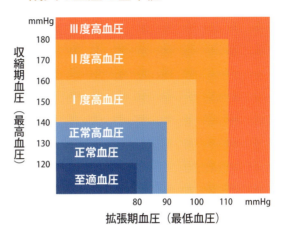

日本高血圧学会ホームページ（http://www.jpnsh.jp/）より作成、一部改変

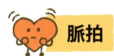

脈拍　成人と比較して基準値はやや低くなる

　高齢者の脈拍数は 50～70 回/分を基本とし、50 回以下を徐脈、100 回以上を頻脈と表現します。成人と比較して少し低めですが、これには加齢による血管抵抗の増加や血圧の上昇、安静時の心拍出量の低下、ストレスによる反応性の減弱などが関係しています。

　運動や精神状態から影響を受けやすいため、リラックスした状態で測定するのは成人と同様です。特に認知症の人やせん妄状態にある人については、患者さんの状態をみて測定するタイミングを検討しましょう。

　一般的にモニターを装着していない場合は脈拍数だけで不整脈の有無を知ることはできませんが、徐脈か頻脈か、また脈拍欠損があるかどうかといった情報は、次の治療につながるヒントになります。

　徐脈や頻脈の原因（右図参照）を参考にしながら、脈拍を測定しましょう。脈拍数・リズムなどに異常があると感じた場合は躊躇せずにモニターを装着したり 12 誘導心電図をとったりするなど、次の行動に移ります。

● 高齢者の脈拍数の基準（回/分）

高齢者	50～70
成人	60～100

● 頻脈・徐脈の原因

頻脈	循環血液減少性ショック
	敗血症性ショック
徐脈	ジギタリス中毒
	迷走神経反射
	神経原性ショック
	甲状腺機能低下症
	頭蓋内圧亢進

呼吸　呼吸音によく注意して観察する

病棟などのラウンドでバイタルサイン測定というと、呼吸は見逃されることが少なくありません。しかし急変事例を振り返ると、数時間前から呼吸状態に変調をきたしていたという例がみられます。呼吸がおかしいと感じたら体温や脈拍、血圧も必ず測定するようにしましょう。

■ 咳などの症状が出づらいことも

また急変に至らなくても、高齢者の場合は、加齢変化にともなう嚥下機能や咳反射の低下がみられることがあります。また高齢者はそれぞれがもつ既往症や加齢変化から、不顕性といって典型的な症状（熱が出る、咳が出る、関節が痛む、胸が痛いなど）が出にくいことも特徴です。

臨床では誤嚥性肺炎や予期せぬ痰詰まりといったことが起こることもありますが、このような異常を未然に防ぐためにも、呼吸音の減弱や湿性ラ音の有無・程度には日ごろから注意しましょう（呼吸音や呼吸パターンはP40参照）。

高齢者は症状に気づきにくい

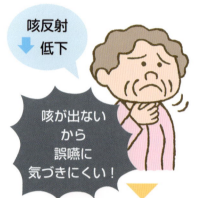

加齢変化によって咳反射や嚥下機能が低下し、典型的な症状が出づらいため、気道などに異常が起きても気づきにくい場合がある。

呼吸音の聴取が大切

知っておきたい

高齢になると多様な疾患・症状をもつケースが増える

高齢になれば、一定の機能低下は避けることができません。加えて多様な疾患を有する人が増えています。多様な疾患・症状があるということは主訴に付随する症状も複数ある可能性があり、後期高齢者（75歳以上）では平均8つ以上の訴えがあるとされています。また、糖尿病や高血圧、脂質異常症など生活習慣に由来する慢性疾患を有することも少なくありません。

高齢者の場合、これまでの生活習慣や既往症などからバイタルサインや各種検査値が必ずしも正常値にあるとはかぎりません。値だけに気をとられず、きちんと患者さんを見てアセスメントをすることが大切です。

● 高齢者に起こりやすい機能低下の例
- 筋力低下
- 肺の換気能低下
- 動脈硬化
- 高血圧
- 心機能の低下
- 糖尿病
- 脂質異常症　　など

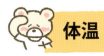 **体温** 加齢による熱産生の低下で、体温が低くなりやすい

　高齢者では、加齢により筋肉量が減少し熱産生が低下するため、体温が低くなりがちです。また、夜間・早朝は低くなるというように日内変動が大きいため、体温測定は測定時間を一定にすることが必要です。

■ 温度の感じ方が成人と異なる

　また、成人は快適と感じる温度は年間を通じてほぼ一定ですが、高齢者は高温環境では成人よりも高い温度を、低温環境では成人よりも低い温度を快適と感じやすくなることが知られています。

　加えて高齢者では温覚・冷覚の閾値が上昇するため、夏は高体温、冬は低体温になりやすいという特徴があります。

　基本的な計測方法は成人と同様ですが、特にるい痩が著明な患者さんで腋窩計測を行う場合は、体温を腋窩動脈近傍で計測できるよう、腋窩の中心部に計測部があたるように配慮します。

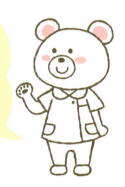

高齢者に熱中症が多いのも、加齢による温覚の閾値の上昇が原因の1つと考えられています。

成人と高齢者の体温の感じ方の差

たとえば気温30℃のとき……

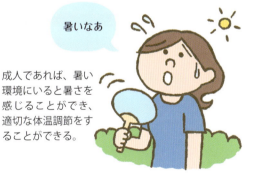

成人であれば、暑い環境にいると暑さを感じることができ、適切な体温調節をすることができる。

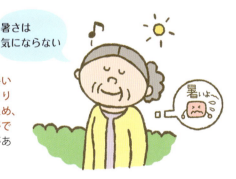

高齢になると、暑い環境にいてもあまり暑さを感じないため、適切な体温調節ができていないことがある。

- 年間を通して快適と感じる温度はほぼ一定
- 温覚・冷覚の閾値は正常

- 快適と感じる温度が高温環境では成人よりやや高く、低温環境ではやや低い
- 温覚・冷覚の閾値が上がる

→ 他者（看護師）による環境調整が必要

あわせて確認したいポイント

☐ 意識

　意識レベルは神経系の病変と密接に関連していますが、高齢者の意識レベルの変化は、脱水、代謝障害、感染症によるものなど、中枢神経系だけでなく、==患者さんが有している基礎疾患との関連も頭に入れておく==必要があります。

　また、睡眠薬や向精神薬などの医原性と考えられるものも多く、薬物投与の前後での意識レベルの変化は注意深く観察しておきましょう。同時にせん妄や幻覚などの精神症状の出現もありうるため、意識レベルの低下を発見しにくい場合があります。

　急激な意識レベル（精神状態）の変化は敗血症をはじめ、重症感染症など急変を予測する重要なサインになります。

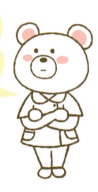

自身の勤務帯やその日の意識レベルの変化は経時的に把握しておくとよいでしょう。

☐ 尿量

　高齢者の一日あたりの総尿量は**約 1000mL**といわれており、成人と比較すると 10～15％減少します。これは加齢により腎臓でつくられる総尿量が減少するためです。基準よりも尿量が多い場合は**糖尿病**や**尿崩症**を疑います。

　一方、尿量が少ない場合は**脱水**を最初に疑います。高齢者では口渇に気づかない、排泄障害がある、降圧薬を服用しているといった加齢による特徴や既往症に関する情報を整理しておきましょう。しかし、脱水でなくても尿量が減少する場合があります。この場合は急性腎不全・慢性腎不全・肝機能障害・肝不全・貧血などの内部障害を疑います。血清クレアチニン値、BUN、AST、ALT、Hbなどの採血データを確認し、医師に報告するようにしましょう。

尿量の異常が起こる原因

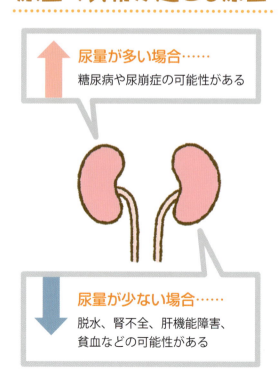

尿量が多い場合……
糖尿病や尿崩症の可能性がある

尿量が少ない場合……
脱水、腎不全、肝機能障害、貧血などの可能性がある

☐ 疼痛

加齢にともなって感覚閾値が次第に高くなることが知られていますが、60歳以上になると急激に閾値が上昇し、<mark>痛みを感じにくくなることが知られています</mark>。

一方で、三叉神経痛、がん性疼痛、五十肩、頸肩腕症候群など、難治性疼痛は認知症や寝たきり、うつなどを引き起こし、高齢者のADLやQOLを著しく低下させる原因になります。

また、高齢者に多い糖尿病や循環器系の疾患は疼痛を強くする基礎疾患でもあるため、VASやNRSなどのスケールを用いて日内変動や労作性の疼痛の有無、睡眠状況などの痛みと生活状況の関連を把握するとともに、適切な疼痛管理を行いましょう。

痛みの閾値が高くなる

若いころ
痛みを感じやすく、体の不調などがあっても比較的すぐに気づくことができる。

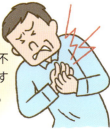

高齢になると
痛みを感じにくくなり、異常があったとしても気づきにくい場合がある。

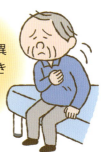

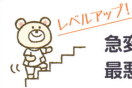

レベルアップ！ 急変する可能性の高い徴候を頭に入れて、最悪の事態を防ぐ

「急変」は多くの場合、患者さんの予期せぬ変化を指します。患者さんの急変を防ぐためにRapid Response Systemという言葉があり、患者さんが心停止などの重篤な症状をきたす前に未然に集中管理を行うためのシステムを指します。患者さんの意識があり、患者さんが話せるうちに変化をキャッチすることが大切です。

Rapid Response Systemでは、右図のバイタルサインや徴候で今後数時間以内に患者さんの急変の可能性を指摘しています。また、入院中の患者さんの急変では、心停止までに至らなくても急激に呼吸不全が進行したり、血圧が低下することがあります。その原因は敗血症であることも多く、敗血症発見のための簡便なスコア（qSOFA）を頭に入れておくと、急変を防ぐことができる可能性が高まります（スコアの詳細はP155）。

重症と認められるバイタルサイン

意識レベル	JCS：100以上
脈拍	120回/分以上 または 50回/分未満
呼吸	10回/分未満 または 30回/分以上 呼吸音の左右差、異常呼吸
血圧	収縮期血圧 90mmHg 未満または収縮期血圧 200mmHg 以上
SpO₂	90% 未満
その他	ショック症状を呈する場合

※どれか1つでも当てはまる場合は重症と判断する。
「傷病者の搬送及び受入れの実施基準等に関する検討会作業部会（資料）」（総務省消防庁救急企画室）より一部改変

2 小児

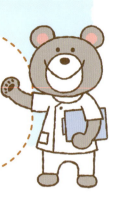

成人と比較して機能が未熟なため、バイタルサインの基準値が異なります。小児の特徴をつかんでおくことが、変化の早い小児の急変の予防につながります。

どんな特徴がある？

17世紀、フランスの哲学者ジャン＝ジャック・ルソーは、"子どもは小さな大人ではない"と教育のあるべき姿を示しました。これは小児医療においても大切な考え方です。小児は成長発達の途上にあるので、成人と比べて体は小さく、あらゆる機能が未熟です。したがって予備力が小さく変化が早いため、重篤化しやすいという特徴があります。

さらに、年齢や発達段階によっては、自分の体調の変化を自ら訴えたり、正確に伝えることが難しいこともあります。小児の特徴を把握し、早期に異常に気づくことが重要です。

● 小児の特徴

あらゆる機能が未発達のため、年齢によってバイタルサインの正常範囲が異なる。

予備力が未熟で変化が早く、急激に状態が悪化することがある。

医療者や環境に対する不安から泣いてバイタルサインをうまく測定できないことがある。

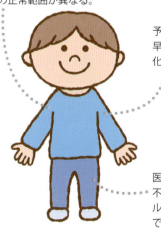

バイタルサインを測定しやすい環境づくりを

小児を担当する場合には、まず挨拶と自己紹介をし、乳児であっても十分敬意を払って接するように心がけましょう。年齢や学年を聞くのもよいですが、実年齢よりも小さく見られるのを嫌がる子もいるので、実年齢より少し大きめに尋ねます。関係性ができると診療やケアがスムーズになり、異常の早期発見にもつながります。できるだけ子どものタイミングにあわせ、測定に慣れてもらう工夫をするなど、常に配慮しましょう。

■ 落ち着いた状態で計測を

小児は見ず知らずの医療者が近づくだけでも怖がったり興奮したり泣いたりして、バイタルサインを正確に測定できないことがあります。そのため、子どもに触れる前（泣かれる前）にできるだけ多く観察による情報を得るように努めます。視線があって目に力があるか、表情、姿勢、皮膚の色を見て、呼吸音を聴きます。一般的に、呼吸→脈拍→体温→血圧の順番で測定するのが子どもに負担が少なく、よいとされています。笑顔で温かい雰囲気をつくったり、家族の協力を得ておもちゃで気を紛らわせたりして安静な状態で測定できるようにしましょう。

バイタルサインの見かた

 全身 急に変化しやすい。緊急性をすぐに判断する

小児を観察するときには、第一印象から子どもの状態の緊急性を評価します。このときのアセスメントの視点をPAT（小児アセスメントトライアングル）といいます。機器を用いず、視診と聴診のみで30〜60秒といった短時間で重症度・緊急度の評価を行います。

外観は酸素化・換気・脳循環・中枢神経機能の安定性を、呼吸状態は気道・酸素化・換気の安定性を、皮膚への循環は心拍出量・主要な臓器への灌流の安定性を反映します。PATの異常は直ちに介入が必要な緊急事態であるという認識をもち、いずれかの時点で致死的な障害があると判定した場合は、適切な介入を直ちに開始します。

PAT (Pediatric Assessment Triangle：小児アセスメントトライアングル)

Appearance（外観）

Tone（筋緊張）
- 動いているか？
- ぐったりしていないか？

Interactiveness（周囲への反応）
- 周囲に気を配っているか？
- おもちゃで遊ぶか？

Consolability（精神的安定）
- あやすことで落ち着きを取り戻せるか？

Look／Gaze（視線／追視）
- 視線があうか？
- ぼんやりしていないか？

Speech/Cry（会話／啼泣）
- こもった、かすれた声をしていないか？
- 強く泣いているか？

PATはアセスメントに必要な項目をA、B、Cの略字で表現していて、それぞれAppearance（外観）、Breathing（呼吸状態）、Circulation to skin（皮膚への循環）を表す。

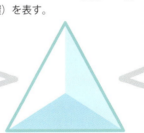

Breathing（呼吸状態）

- 鼻がピクピクする（鼻翼呼吸）
- 顔面蒼白
- 首の筋肉が目立つ
- 肩が上がる

陥没する部分：鎖骨の上、肋骨の上、肋骨、みぞおち

Circulation to skin（皮膚への循環）

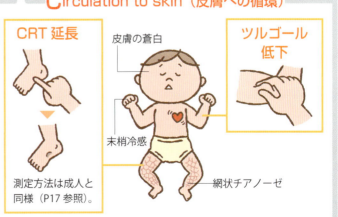

- CRT延長（測定方法は成人と同様（P17参照）。）
- ツルゴール低下
- 皮膚の蒼白
- 末梢冷感
- 網状チアノーゼ

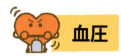 ## 血圧　成人に比べて血管が柔らかいため、血圧は低くなる

　成人に比べて血管が柔らかいため、==血圧は低くなります==。

　一回拍出量が少ないため、心拍出量は心拍数に依存しています。徐脈により容易に血圧は低下するので、注意が必要です。また体重あたりの体内水分量が多く、なかでも細胞外液が多いため、すぐに脱水に陥りやすく、前負荷の不足からさらに一回拍出量の低下をきたしやすいという特徴があります。

　高血圧の場合は成人と異なり、腎臓、内分泌、心臓、神経などに原因があることが少なくありません。安静時に複数回測定しても血圧が高い場合は原因検索が必要です。しかし最も多いのは本態性高血圧で、肥満の増加にともなって患者数が増えています。これは成人期の高血圧に移行することが多いのでフォローアップが必要になります。

● 小児の高血圧の基準（mmHg）

幼児	収縮期血圧≧120 拡張期血圧≧70
小学校低学年	収縮期血圧≧120 拡張期血圧≧70
小学校高学年	収縮期血圧≧135 拡張期血圧≧80
成人	収縮期血圧≧140 拡張期血圧≧90

● 小児の収縮期血圧の下限（mmHg）

新生児	＜60
乳児	＜70
2〜10歳	＜70＋（年齢×2）
10歳以上	＜90
成人	＜90

小児の血圧測定のポイント

血圧を正確に測るためには、子どもが落ち着いて計測を受けられる環境をつくり、また適切な器具を用いて計測することが大切。

ポイント1　できるだけ心地よい環境をつくる
保護者のひざの上に乗ってもらうなどして、子どもが安心できるようにする。

ポイント2　適切なサイズのカフを選ぶ
カフのサイズの選択は年齢を目安にするだけでなく、体格なども考慮し測定部位の3分の2の幅のカフを使用する。

ポイント3　理解力にあわせて説明する
血圧計を怖がったりする子どももいるため、これから何が起こるかを子どもにもわかるような説明で伝える。

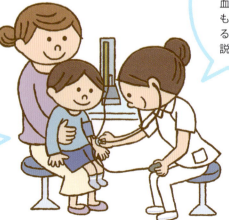

■ 測定時のポイント

　発達段階によって、測定時にじっとしていられないことや、加圧時の圧迫感で恐怖を感じることがあります。理解力にあわせて、実際の血圧計を見せて人形の血圧を測ってみたり、遊びとして人形や測定者の血圧を測定してもらったりしてどのようなことが起こるのかを子どもが予測できるようにします。その際に、子どもが体感する「ギュッと締めつけられること」「動かないでいてくれると早く終わること」をきちんと伝えましょう。

　新生児や乳児はコロトコフ音の聴診が難しいので、ドップラーや触診法を用いて収縮期血圧のみ測定することも多いです。電子血圧計を使用する方が手技もやさしく、測定者間の誤差も少ないので実際的な方法です。

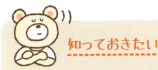

知っておきたい
小児の循環血液量

　小児は成人と比較すると体重に対して循環血液量が多くなっています。循環血液量は脈拍と血圧に関係が深く、循環血液量が減少すると一回拍出量が減少して心拍出量が減ります。もともと小児は一回拍出量が少ないので、その影響をより受けやすいといえます。

● 小児の循環血液量の目安（mL）

新生児	90×体重
乳児	80×体重
幼児	70×体重
成人	70×体重

成長とともに体重比は減少

脈拍　一回拍出量が少ないため、心拍数が増える

　小児の心筋は収縮組織が少なく、拡張期の伸縮性も低いため一回拍出量が制限されます。そのため、心拍数を多く保つことで循環を維持する必要があります。つまり、心拍出量は心拍数に依存します。心拍数を増加させても血圧を保てなくなった場合、急激に状態が悪化することがあります。血圧が低下する前に介入するのがポイントです。

　脈拍数は呼吸数と並んで変動の大きいバイタルサインなので、落ち着いている状態での測定を心がけましょう。脈拍数の測定は、新生児と乳児の場合は上腕動脈または胸部の聴診で、年長児以降では橈骨動脈の触知で行います。モニターでの測定も有用ですが、波形によってダブルカウントしてしまうことや、低心拍出状態ではモニターの脈拍数と実際の脈拍が異なることがあるため、触診が最も確実です。

● 小児の脈拍数の基準（回/分）

新生児	100〜180
乳児	100〜160
2〜10歳	80〜150
10歳以上	60〜120
成人	60〜100

通常、心拍数＝脈拍数ですが、心臓が有効な血液量を駆出していない場合などに心拍数＞脈拍数となることがあります。

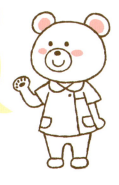

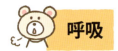

呼吸 ― 一回換気量が小さいことなどが原因で、呼吸不全が起こりやすい

　成長が著しい小児期は代謝率が高く、酸素需要が成人の2倍と多くなります。

　成人は主に胸式呼吸をしていて、胸郭の前後径の拡張によって呼吸をしています。しかし、胸郭が未発達である乳幼児までは十分な胸郭の拡張ができず、さらに呼吸筋も未熟であるため、成人のように胸式呼吸ができません。したがって、新生児・乳児は横隔膜を上下させる腹式呼吸を主にしています。歩く・走る・泣くといった日常の営みの中で呼吸筋は発達し、幼児で胸腹式、学童期には胸式呼吸へと発達します。

■ 小児は呼吸不全が起こりやすい

　横隔膜の形態は年齢が低いほど偏平で、身長に対して胃や肝臓が大きいので押し上げられています。そのため、小児の腹式呼吸では一回換気量が小さくなります。

　さらに、気道内径が小さく気管支壁が柔らかい上に、痰や分泌物の喀出力が弱いため気道狭窄（きょうさく）が起こりやすくなります。口腔内の容積に比して舌の占める割合は大きく、主に鼻呼吸をしているので、分泌物などで鼻が詰まり、呼吸が困難になることもあります。

　胸骨が未発達で肋軟骨も柔らかいため、呼吸努力が強くなると、剣状突起が胸腔内に引き込まれる陥没呼吸になりやすいのも特徴的です。また、啼泣すると吸気に乱流が起きるため、気道抵抗と呼吸仕事量がさらに増大します。

　代謝需要の増加をもたらす状態（興奮、不安、運動、頭痛、発熱など）にある小児では、呼吸数が通常より多くなります。

● 小児の呼吸数の基準（回/分）

新生児	30〜60
乳児	30〜40
2〜10歳	20〜30
10歳以上	18〜20
成人	12〜20

不安や興奮を引き起こさないよう、測定方法を工夫する

　不安や興奮によりベースラインの呼吸数が変わることがよくあるため、気づかれる前に、体に触れることなく測定するのがポイントです。小児の呼吸は不規則なことが多いため、原則1分間測定します。聴診をする際は、小児用の聴診器を使用しましょう。小児は胸部の平面部が成人と比べて少ないため、成人用の大きいチェストピースでは隙間ができてノイズを拾いやすくなります。

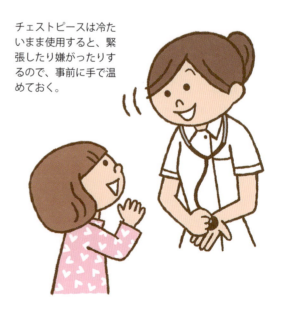

チェストピースは冷たいまま使用すると、緊張したり嫌がったりするので、事前に手で温めておく。

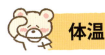

体温　成長にともなう代謝が活発で、成人よりも平熱が高い

　小児では一般に37.5℃以上を発熱とします。37.5～38℃を微熱、38～39℃を中等熱、39℃以上を高熱と呼び、深部体温が35℃以下の場合を低体温といいます。朝に比べて午後の方が高く、1℃以内の日内変動は生理的なものと考えられます。

■ 小児の体温の特徴

　小児は成長にともなう代謝が活発なため、平熱は成人よりも高い傾向にあります。しかし筋肉量、皮下脂肪が少なく、体重に比べて体表面積が大きい、汗腺が未発達などの理由で、環境の温度の影響を受けやすいという特徴があります。

■ 小児の熱産生と熱喪失のバランス

　体温は、熱産生と熱喪失のバランスにより

● 小児の体温の目安

平熱	37.5℃未満
微熱	37.5～38℃
中等熱	38～39℃
高熱	39℃以上
低体温	35℃以下

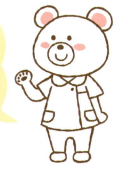

小児は熱中症や低体温になりやすいため、体温の変化には十分注意が必要です。

熱産生と熱喪失のバランス

熱産生が少ない
代謝が活発なため平熱は成人よりもやや高いが、熱をつくり出す場所である筋肉が少ないため、熱の産生は少なくなる。

熱喪失しやすい
体表面積が大きく、皮膚が未熟で皮下脂肪も少ないため、熱喪失しやすい。

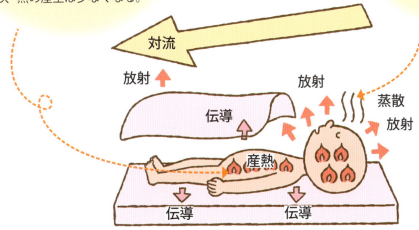

小児では熱産生が少なく、熱喪失しやすいというバランスになっているため、周りの環境に影響を受けやすい。

成り立っています。熱の産生の75%は筋肉で行われているといわれますが、小児は筋肉量が少ないため熱の産生は少なくなります。新生児は、子宮内環境から外界の寒冷刺激にさらされるので、褐色脂肪組織でATPを使った熱産生を増大させるシステムがあるのが特徴的です。

一方で、熱喪失の経路は伝導、対流、蒸散、輻射の4つがあります。小児は、体重のわりに体表面積が大きく皮膚が未熟で皮下脂肪も少ないため、それぞれの経路で熱喪失しやすくなっているので寒冷な環境では低体温に注意が必要です。

■ 発熱の原因は感染症が多い

発熱の原因としては感染症が多いです。通常、生後2〜4か月ぐらいまでは母親のIgG抗体が胎盤を通過して胎内に入っているため、母親の受動免疫で守られています。しかしその後は、自分で能動免疫を獲得しなければならないため、さまざまなウイルスや細菌感染にさらされます。

小児の最初の発熱の多くは、生後4〜6か月ごろに突発性発疹として発症します。その後、保育園や幼稚園で互いに感染しあい、通常は小学校入学までに能動免疫を獲得して元気な子どもとなります。そのため、特に2か月以内の発熱の場合、風邪以外の原因を除外するために精査が必要です。

■ 測定時のポイント

小児の体温を測定する際には、年齢に応じて適切な測定方法を選択することが大切です（下図参照）。

小児の体温測定のポイント

新生児〜乳児では《直腸温》

体温計を肛門に挿入（新生児は1〜1.5cm、乳児は2〜3cm）して測定する。測定時間は2分程度必要。

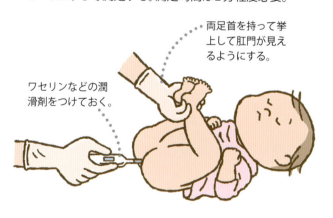

両足首を持って挙上して肛門が見えるようにする。

ワセリンなどの潤滑剤をつけておく。

幼児以降では《腋窩温》

体温計を腋窩に挿入して測定する。小児は自分自身で体温計を保持できないことが多いので、上肢の保持を手伝う。

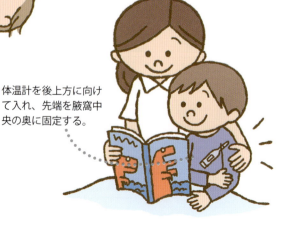

体温計を後上方に向けて入れ、先端を腋窩中央の奥に固定する。

あわせて確認したいポイント

☐ 脱水症状

小児は<mark>体重あたりの体液が多く</mark>、<mark>細胞外液の割合が多い</mark>という特徴があります。成人では1日に細胞外液の7分の1程度が入れ替わりますが、小児ではおよそ2分の1にもなります。そのため、水分補給ができなかったり、下痢や嘔吐で水分の喪失が増えたりすると<mark>容易に脱水になります</mark>。また、体重あたりの不感蒸泄（かんじょうせつ）が多いことや、腎機能が未熟なため水分や電解質の再吸収による調節が不十分なことも特徴です。

> 小児は体液の割合が大きい。

● 体液分布
（体重%）（細胞内液：細胞外液）

新生児	80%（40：40）
乳児	70%（40：30）
幼児	65%（40：25）
成人	60%（40：20）

■ 小児は脱水の影響が出やすい

細胞外液（循環血液量）が減少したときには、細胞内液が細胞外に移動して補うリザーバーとしての役割を果たしています。成人の場合、細胞内液は細胞外液の2倍ありますが、小児の場合はその割合が少なく、脱水の影響がより出やすくなります。

● 必要水分量（mL）

乳児	150 ×体重
体重 10kg 以下	100 ×体重
体重 11-20kg	1000 + 50 ×（体重 − 10）
体重 20kg 以上	1500 + 20 ×（体重 − 20）
成人	30 ×体重

第2章 対象により注意すること ② 小児

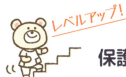

レベルアップ！

保護者が強く訴える"異変"は軽視しない

保護者が「いつもと違っておかしい」、「とにかく普段と違う」など、漠然とした表現でも強く訴える場合には、明らかな所見がなくても訴えを軽視してはいけません。小児は症状を正確に訴えることができず、病気の進行が急激です。「何となく元気がない（not doing well）」という状態は、古くから「小児科における重要な症候」といわれています。"泣き方がおかしい、弱々しい"というときには、背景にある強く泣けない状況を考えましょう。1つは頭蓋内圧亢進や腹膜刺激症状があり、圧をかけると痛みが悪化する場合です。もう1つは呼吸器系に問題があり、換気量が十分でない場合です。

どの段階においても「評価―判定―介入」という手順をとり、目の前の小児の変化をよく観察して「何をすべきか」または「何をしてはいけないか」を慎重に判断して早期介入につなげましょう。

3 妊産婦

> 周産期には体が大きく変化し、それにともないバイタルサインにも違いが現れます。周産期の特徴や注意点を把握し、異常の早期発見につなげましょう。

どんな特徴がある？

　母子保健法では妊産婦を「妊娠中または出産後1年以内の女子をいう」と定義しており、**妊娠期・分娩期・産褥期の時期によってバイタルサインが変化します**。

　妊娠をすると胎児の成長発育のために胎盤が形成されますが、胎盤から分泌されるエストロゲンやプロゲステロンといった**女性ホルモン**がバイタルサインへ影響を及ぼします。

　また、妊娠をすると妊娠の全期間を通して5～12kgほど体重が増えます。妊娠中の体重増加の内訳は、満期でおおよそ胎児付属物（胎児・胎盤・羊水など）が5kg弱、子宮・乳房が1kg、母体脂肪が3kg、血液などの細胞外液が1.5kgとなります。このうち、バイタルサインへの影響が大きいのが、胎盤循環を保つための**血液量の増加**です。

　さらに、妊娠週数が進むにつれ胎児が成長し、**増大した子宮**によっても全身にさまざまな変化が起こります。

　妊娠にともなうバイタルサインの変化は、こうしたプロゲステロンの上昇、循環血液量の増加、子宮の増大のうち、いずれかが関与しています。

● 妊産婦の特徴

女性ホルモンや循環血液量の増加、子宮の増大などでバイタルサインが変化する。

妊娠期・分娩期・産褥期でバイタルサインが大きく変化する。

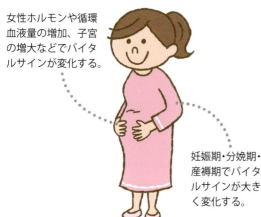

知っておきたい

妊娠期の体重コントロール

　妊娠中の体重増加量に関しては厚生労働省が「健やか親子21（2006年）」で、非妊時BMI＜18.5（やせ）の妊婦は9～12kg、BMI18.5～25（普通）の妊婦は7～12kg、BMI＞25（肥満）の妊婦は個別対応（5kg程度が一応の目安）と定めています。

　肥満妊婦は、妊娠高血圧症候群、妊娠糖尿病、帝王切開分娩、死産、巨大児、子どもの神経管閉鎖障害などのリスクが高いといわれています。バランスのとれた栄養素の摂取により、過剰な体重の増加を予防します。一方やせ妊婦は、切迫早産、早産、低出生体重児分娩のリスクが高いといわれています。

バイタルサインの見かた

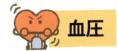

血圧　女性ホルモンの作用で血圧が下がる

妊娠中は循環血液量、心拍出量ともに増加します。循環血液量は妊娠32〜34週で最大となり、非妊娠時に比べて40〜50%増加します。すると血圧が上昇するようにも思われますが、循環血液量・心拍出量が増加する一方でエストロゲンやプロゲステロンによって血管が拡張し末梢血管抵抗が低下するため、結果的に妊娠中の血圧、特に拡張期血圧は妊娠全期間を通して非妊娠時より5〜10mmHg低下します。また肺動脈圧や平均動脈圧は上昇しないとされています*。

血圧をきちんとアセスメントするためには、血圧測定の際、非妊娠時の血圧を問診することが大切です。

■ 中期以降は仰臥位低血圧症候群に注意

妊娠中期以降では、長時間仰臥位をとっていると仰臥位低血圧症候群を起こすことがあります。これは増大した子宮が下大静脈を圧迫し、下肢からの血流の還流を妨げ、心拍出量が30〜40%減少することで起こります。顔面蒼白、悪心、めまい、冷汗など血圧低下症状を認めた場合は、安楽な体勢をとってもらうのが基本ですが、臥床する場合は側臥位をとってもらうか、ギャッチアップして体位の工夫をします。

● 妊産婦の血圧の基準値

非妊娠時	収縮期血圧＜130mmHg 拡張期血圧＜85mmHg
妊娠中	妊娠中期で 5〜10mmHg 低下
分娩中	上昇（ストレスと 疼痛緩和により変動）
産後	3〜4日目ごろに軽く 上昇することがある
警告ライン	収縮期血圧≧140mmHg または≦80mmHg 拡張期血圧≧90mmHg

仰臥位低血圧症候群への対処法

仰臥位低血圧症候群と考えられる場合には、体位を工夫する。臥床するのであれば側臥位をとってもらったり、妊産婦さんに確認しながら20〜30°ほどギャッチアップしたりして、子宮による下大静脈への圧迫を軽減する。

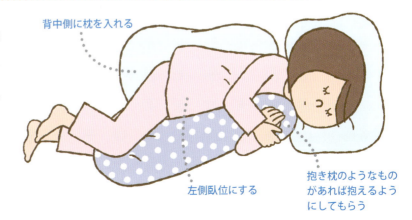

背中側に枕を入れる　　左側臥位にする　　抱き枕のようなものがあれば抱えるようにしてもらう

*「INTENSIVIST」（Vol.8 No.2/ メディカル・サイエンス・インターナショナル /2016年 /P303-311）より

血圧は分娩時に一時的に上昇するが分娩後24時間で元に戻る

分娩時、痛みや怒責により血圧は一時的に上昇しますが、分娩終了後には徐々に下降し、24時間以内には非妊娠時の状態に戻ります。産褥3〜4日目ごろに軽度上昇することがありますが、細動脈拡張の回復過程における一過性の血管緊張と考えられます。

分娩時の多量出血による低血圧や妊娠高血圧症候群（HDP：Hypertensive Disorders of Pregnancy）がある場合は、回復に時間がかかります。HDPは基本病態が血管内皮細胞障害による血管透過性の亢進のため、重症例では血漿成分が血管外に漏出した状態となっています。分娩終了により産褥3〜7日で血管外に漏出していた血漿成分は血管内に戻ります。そのため、特に重症のHDPでは、この時期に血圧の再上昇や肺水腫などを発症しやすくなります。産褥1週間ごろの血圧の再上昇は、脳卒中に関連した母体死亡の頻度が高まることが報告されています。分娩直後のみならず、産褥期においても血圧や全身状態の悪化には十分に注意する必要があります[*1]。

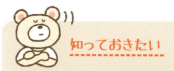

知っておきたい

妊娠高血圧症候群

妊娠20週以降、産後12週までに発症した高血圧を妊娠高血圧症候群といいます。さらに、高血圧のみの場合は妊娠高血圧症、高血圧と蛋白尿を認める場合は妊娠高血圧腎症と分類されます。収縮期血圧が140mmHg以上（重症では160mmHg以上）、あるいは拡張期血圧が90mmHg以上（重症では110mmHg以上）になった場合、高血圧と診断されます。

重症になると血圧上昇、蛋白尿に加えて子癇、脳出血、肝・腎機能障害、肝機能障害に溶血と血小板減少をともなうHELLP症候群などを招くことがあります。また胎児発育不全、常位胎盤早期剥離、胎児機能不全、胎児死亡など、母子ともに危険があるため、十分に注意が必要です。

降圧剤の投与が考慮されるのは重症高血圧の場合で、急激な血圧下降は胎盤循環不全をきたす可能性があるため、目標血圧値は軽症高血圧レベルとなります。

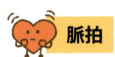

脈拍　循環血液量が増加するため、心拍数が増える

前述したように、循環血液量は非妊娠時に比べて40〜50％増加し、それによって心拍出量が増えます。心拍出量は妊娠20〜24週で最大となり30〜50％増加します。心拍数は妊娠31週で最高となり、心臓への負担は妊娠28〜32週で最大となります[*2]。

それにともない心拍数も変化します。妊娠初期には非妊娠時と大きく変化がないといえますが、妊娠中・後期になると15〜20回/分ほど増加します。妊婦健診では来院後すぐに妊婦自身が尿検査や自動血圧計検査を行うことが多いため、脈拍数が上昇しがちです。100回/分以上と頻脈を認める場合は時間をおいての再検査が必要です。

心拍出量は、非妊娠時を5L/分とすると、妊娠初期6.8L/分、中期7.1L/分、後期5.8L/

分、分娩時の第1期は6.2〜7.2L/分、第2期は8.9L/分、分娩直後は9.3L/分となります[*3]。

この変化に対応できるだけの予備能がない場合、心不全を発症します。不整脈を認めた場合は不整脈の診断や心機能の評価を行い、心疾患が発見された場合は循環器専門医とともに妊娠中期以降、および分娩時の方針を考えることになります[*4]。

分娩時には妊娠ピーク時よりさらに心拍出量が増加します。心疾患合併やHDPの場合、分娩中の心負荷を軽減するために、分娩第2期（子宮口全開大から児娩出まで）短縮を目的に吸引分娩や鉗子分娩を選択することもあります。

分娩直後は子宮による下大静脈の圧迫がとれ心拍出量が増加するため、一時的に頻脈になることがありますが、数時間で平常に戻ります。ただ分娩時出血量が多い場合はしばらく頻脈が続くこともあります。心拍出量は2週間〜3か月かけて元に戻ります。

産褥期の脈拍は非妊娠時と同様で70回台/分が正常値になりますが、心拍出量が元に戻るまでは心拍数が多い傾向があるといえます。

● 妊産婦の心拍数（/分）

非妊娠時	70回台
妊娠中	初期：80回台 中後期：80〜90回台
分娩中	増加 （ストレスと疼痛緩和により変動）
産後	ー
警告ライン	100回以上

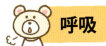

呼吸　子宮が大きくなる影響で胸式呼吸に

子宮の増大にともない横隔膜が挙上し、胸式呼吸の割合が増えます。測定の際には胸郭の動きもあわせて確認しましょう。

横隔膜が挙上することで肺実質の体積が減少するため、呼吸数は増加します。分娩時は陣痛による痛みやストレスによってさらに増加しますが、分娩後は横隔膜運動が自由になるため、肺活量が増加し非妊娠時と大差がなくなります。

また、呼吸の深さにも変化があります。胎児側から母体へのCO_2運搬を促進するため、プロゲステロンが脳へ働いて一回換気量が増加します。一回換気量の増加により予備呼気量（普通に吐いた後にさらに吐ける量）は20％減少します。また横隔膜の挙上により残気量（気管や肺の自力では吐けない死腔）も20％減少します。

● 妊娠期の呼吸数の目安

非妊娠時	12〜20回/分
妊娠中	軽度上昇
分娩中	上昇 （ストレスと疼痛緩和により変動）
産後	回復
警告ライン	10回/分以下または25回/分以上

[*3]「INTENVISIT」（Vol.8 No.2/メディカル・サイエンス・インターナショナル/2016年/P267-285）より
[*4]「ペリネイタルケア」（Vol.25 No.4/メディカ出版/2006年/P323）より

体温　分娩直後にやや上昇することがある

体温は、妊娠中も非妊娠時と大きく変わりませんが、分娩直後は体温が軽度上昇することがあります。しかし38℃は超えず一過性で、24時間以内には平熱に戻ります。これは分娩時の著しい筋肉労作、体液損失、疲労や興奮、産道裂傷の吸収熱などによります。産褥3〜5日ごろになると乳房が緊満し、腋窩で計測すると0.2〜0.3℃上昇する場合があります。平熱と比べて高い場合は、乳房に熱感があるかを確認し、肘で測定します。

妊娠中に熱発している場合は、感冒、前期破水、虫垂炎、膀胱炎、腎盂腎炎などが考えられます。また分娩後24時間〜産褥10日目までに38℃以上の発熱を2日以上きたすものは産褥熱と呼ばれ、子宮を中心とした骨盤内感染によると考えられます。

肘関節での計測方法

肘関節で測定する場合も、上肢の皮膚温であり腋窩と正常値は変わらない。測定方法は肘関節を屈曲させ、挿入角度が肘関節に対して90°になるように体温計を挟む。

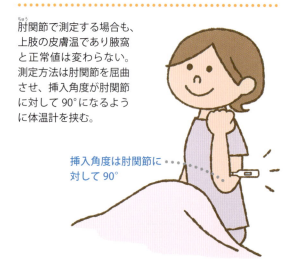

挿入角度は肘関節に対して90°

あわせて確認したいポイント

☐ 貧血の有無

妊娠中は循環血液量が増加しますが血漿量の増加が最も多いため、赤血球数、Hb濃度、Ht値が相対的に低下し水血症を起こすことがあります。HbやHtは妊娠5〜8か月で最低となり、産褥6週ほどで正常に戻ります。

日本産婦人科学会では妊娠中の貧血の基準をHb11.0g/dL以下、Ht33％以下としています。Hbが8〜9g/dL以下になると頭痛、頭重感、倦怠感、動悸、疲れやすさなどを症状として感じる場合がありますが、子宮増大によって起こる症状とも似ているため、貧血と自覚されないこともあります。

水血症

非妊娠時

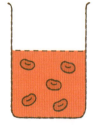

妊娠前には血漿と赤血球などのバランスがとれている。妊娠すると、徐々に循環血液量が増加し始める。

妊娠 ▼　循環血液量の増加
　　　　血漿量↑↑　赤血球など↑

水血症

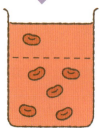

妊娠中は特に血漿の増加率が高く、血漿に対して赤血球などが相対的に少なくなる。

分娩時の循環血液量減少性ショック

分娩時には出血がともない、平均出血量は経腟分娩で 500mL、帝王切開で 1000mL とされています[*1]。妊娠中の循環血液量の増加は、胎盤循環を維持するだけでなく、分娩時 1000mL 程度の産科出血に対応するためでもあります。そのため、分娩時 1000mL 程度の出血では頻脈は起こらず、血圧も低下しません。しかし、1500mL を超えると循環血液量減少性ショックを起こしやすくなります[*2]。

分娩時は、羊水も流出するため出血だけの計測が難しく、リアルタイムで計測できるとはかぎらないため、バイタルサインの変化をモニタリングすることが大切です。大量の出血が起きた場合、心拍数を増やすことで末梢への血流を維持します。心拍数による代償が限界に達すると血圧が低下するため、早期発見のためには血圧ではなく心拍数の変化もみることが重要です。

産科危機的出血への対応指針ではショックインデックス（SI）を出血量推測の指標としています（SI の計算法は P168 参照）。出血量を推測することで、高次施設への搬送や輸血の準備・投与を遅れずに行えます。

● 分娩時の出血量の推定

> SI：1 ＝出血量 約 1500mL
> SI：2 ＝出血量 約 2500mL

意識・尿量・疼痛

意識レベルについては非妊娠時と同様、「自発的に開眼・まばたき動作、話をしている」という状態が正常であり、JCS：1 以上は警告ラインとなっています。

また妊娠にともなう循環血液量の増加、心拍出量の増加により、腎血流量、糸球体濾過率（GFR）が増加するため、尿量は増加します。異常値は 0.5mL/kg/h 未満です。尿量の増加に加え、子宮の増大によって膀胱が圧迫され、頻尿になります。

妊娠中の腹痛は疼痛部位によって鑑別ができますが、陣痛発来以外に子宮内感染、常位胎盤早期剥離、尿路感染症、虫垂炎など流早産につながるケースもあります。痛みに関しては部位と持続的かという点を確認しましょう。

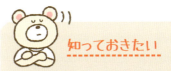

知っておきたい

妊産婦の深部静脈血栓症

妊娠中は、増大した子宮によって下大静脈が圧迫されます。そのため下肢に浮腫や静脈瘤が起こりやすく、深部静脈血栓症（DVT）を発症することがあります。分娩時の出血に備えて生理的に凝固能が亢進していることや、エストロゲンによる血管拡張が下肢・骨盤内静脈血のうっ滞につながり、血栓形成の要因となります。経腟分娩であっても 35 歳以上の高齢妊娠や肥満妊娠、HDP、高リン脂質抗体症候群、多胎妊娠などのケースでは、弾性ストッキングの着用、早期離床や積極的な下肢の運動により DVT の発症を予防します[*3]。帝王切開、ことに緊急帝王切開はハイリスクであり抗凝固療法の対象となります。

＊1 Williams Obstetrics による
＊2 「周産期医学」（Vol.45 増刊号 / 東京医学社 /2015 年 /P338-339）より
＊3 東京慈恵会医科大学附属病院の場合

4 終末期

終末期のバイタルサイン測定は、変化の観察が主な目的となります。家族への配慮を忘れず、最期まで患者さんに敬意をもって測定することが大切です。

どんな特徴がある？

終末期は疾患や原因によりさまざまな経過があり、一律に終末期としてまとめることは難しいといわれています。日本の死亡数の割合を見てみると、最も多いのは悪性新生物（がん）29％、次に心疾患15％、肺炎9％、脳血管疾患8％、老衰7％、不慮の事故3％という結果になっています（右図参照）。

終末期には、大切な人との別れを悲しむ家族の気持ちを傾聴しながら、刻々と変化する状態を観察し、患者さんの死が近いこと、これらの変化は自然な経過であることを家族に伝え、<mark>家族が落ち着いてそばに付き添えるように支援することが大切です。</mark>

● 主な死因別死亡数の割合（平成28年）*

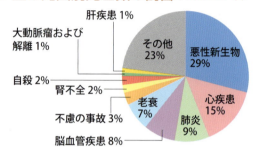

悪性新生物 29％
その他 23％
肝疾患 1％
大動脈瘤および解離 1％
自殺 2％
腎不全 2％
不慮の事故 3％
老衰 7％
脳血管疾患 8％
肺炎 9％
心疾患 15％

● 終末期の特徴

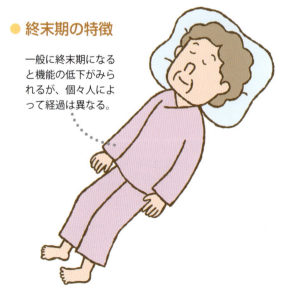

一般に終末期になると機能の低下がみられるが、個々人によって経過は異なる。

死への経過はさまざまで"終末期"の定義は難しい

<mark>終末期は患者さんの状態や取り巻く環境など多様である</mark>ことから、学会などにより独自の基準があります。

日本救急医学会では「妥当な医療の継続にもかかわらず死が間近に迫っている状況」、**全日本病院協会**では「①複数の医師が客観的な情報を基に、治療により病気の回復が期待できないと判断すること ②患者が意識や判断力を失った場合を除き、患者・家族・医師・看護師等の関係者が納得すること ③患者・家族・医師・看護師などの関係者が死を予測し対応を考えること」、**日本老年学会**では「病状が不可逆的かつ進行性で、その時代に可能な最善の治療により病状の好転や阻止が期待できなくなり、近い将来の死が不可避となった状態」と定義しています。

* 平成28年 人口動態統計月報年計（概数）の概況

人が亡くなる経過の4つのパターン

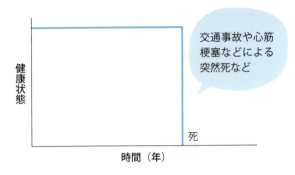

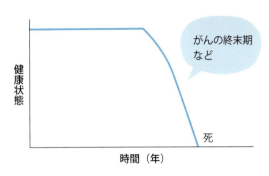

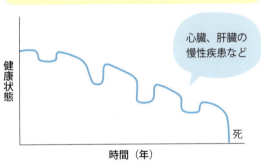

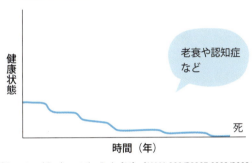

Lunney J, Lynn J, Foley DJ, et al. Patterns of Functional Decline at the End of Life. (JAMA 289/P2387-2392/2003年)

人が亡くなるまでの経過は大きく4つに分けられる

人が亡くなるまでの経過はさまざまではありますが、パターン化すると大きく4つに分類することができます。

①突然死・予期せぬ原因
交通事故や心筋梗塞など、突然死に至る予期せぬ原因による死の場合、家族は心の準備ができていないため、適切な精神的支援が必要となります。

②着実に向かう短いターミナル期
がんの終末期などの場合は死亡の数週間前までは比較的機能が保たれ、最期に急速に状態が変化することが多いといわれています。

③緩慢な悪化・危機のくり返し
心臓、肝臓、肺、腎臓などの慢性疾患では重症化と回復をくり返すため、予後を予測できず、最期は比較的急な経過をたどります。

④衰弱・予期される死
老衰や認知症などは年単位で徐々に衰弱が進むため予後予測が難しく、また認知機能の低下をともなうことが多いため、家族など代理者が治療をどうするかなど意思決定を迫られます。

もちろん個々人によって経過は異なるものの、こうしたパターンを知っておくと、患者さんに適したケアを考える際のヒントになります。

終末期には"変化の観察"を目的としてバイタルサインをみる

終末期のバイタルサイン測定の目的は==変化を観察すること==であり、バイタルサインの変動があったとしても、看取りに向かう自然な経過であれば、見守ることが多いと思われます。終末期といっても経過はさまざまですし、医師の治療方針、患者さんや家族がどのように受け止めているかによりバイタルサインの測定頻度も異なります。

たとえば、医師が終末期と判断しても家族が患者さんに伝えることを希望せず、患者さんが状況を知らない場合は、通常どおりの対応を行うことを求められるかもしれません。

あるいは、医師がBSC*¹、DNAR*²がよいと考えても、家族が急変時に蘇生処置を希望し、積極的な治療を希望する場合もあります。その場合には、病状変化を早期に発見し、迅速に対応できるようバイタルサインを測定する間隔は短くなるでしょう。

また医師が終末期と判断し、家族も「苦痛緩和に徹したい」「無用な延命はしない」と希望した場合は、バイタルサインを測定する回数は少なくなると思われます。

さらに、バイタルサインを報告してほしいタイミングも医師によって異なるため、==医師の方針と患者さんの家族の受け止めを確認し、バイタルサイン測定の間隔や変化時の対症指示、報告するタイミングについて事前に医師に相談しておくことが大切です。==

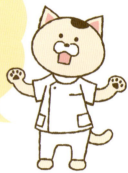

患者さんや家族にとって最良のケアとなるために、医師の方針や家族の考え方をあらかじめ確認しておくことが大切です。

レベルアップ!

患者さんの家族にも終末期の変化を知ってもらおう

患者さんの家族は死が避けられないことは理解できても、今後どのような変化が起こるのか、イメージができないことも多いものです。家族がどのような気持ちでいるのか確認し、不安な気持ちを傾聴しつつ、必要に応じて情報提供を行います。疾患の特徴や家族の受容の状況にもよりますが、今後どのようになるのか知りたいと家族が希望する場合には今後の変化について記載されたパンフレットを家族にお渡しすることで、今後の心構えをする一助となります。

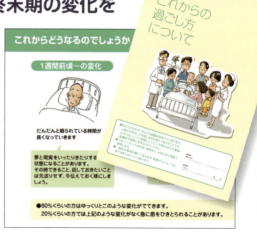

緩和ケアプログラムによる地域介入研究班　緩和ケア普及のための地域プロジェクトOPTIM study（厚生労働科学研究　がん対策のための戦略研究）：看取りのパンフレット（http://gankanwa.umin.jp/pdf/mitori02.pdf よりダウンロード可能）

---

*1 Best Supportive Care：積極的に治す治療は行わず、症状緩和に努めること
*2 Do Not Attempt Resuscitation：心肺蘇生法を行わないこと

バイタルサインの見かた

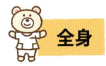

全身 臓器の機能が低下し、サインに変化が出現する

　臨終の際の変化には個人差がありますが、看取りの時期には肝腎機能低下、低酸素、電解質異常、衰弱など、さまざまな要因で**意識が低下**し、脳機能の低下により**対光反射**や**睫毛反射**も徐々に低下します。

　血圧も低下し、脈拍は頻脈で微弱となります。不整脈をともない、徐々に脈拍は減少し最終的には**徐脈**になります。橈骨動脈、頸動脈、大腿動脈が触知困難となり、循環不全から末梢に血液を届けることが困難になります。それにより、口唇、爪に**チアノーゼ、四肢冷感**が出現します。

　呼吸は浅く無呼吸がみられ、頻呼吸から**呼吸数が減少し、SpO₂が低下**、チェーンストークス呼吸（P40参照）や死前喘鳴、下顎呼吸、呻吟がみられます。腎機能の悪化や心機能の低下により血圧が下がると**尿量が徐々に減少**し、濃縮尿となります。括約筋が弛緩することによる**便失禁**もみられます。

　亡くなる当日でもバイタルサインが正常である方が多数いたという報告があります。そのため、バイタルサインだけで判断はできませんが、複数の研究結果から勘案すると「NEWS（National Eealy Warning Score：早期警告スコア）」の**呼吸数8回/分以下**あるいは**25回/分以上、SpO₂ 91％以下**や**下顎呼吸、橈骨動脈を触知困難**となることは最期が近づいている目安になると思われます。

● 亡くなる徴候と出現時間

※発現時間は個人差がある

徴候	特徴・ケア	死亡前に徴候が現れた時間（平均値）	出現率
死前喘鳴	唾液をうまくのみこめず、咽頭部でごろごろと音を立てて呼吸をする。多くは意識レベルが低下しているため、苦しさは少ない。*	57時間前	35％
下顎呼吸	下顎が動く呼吸。呼吸筋の収縮とともに肺の動きが悪くなり、首が動くことで起こる。自然な動きのため、苦しくないといわれている。	7.6時間前	95％
四肢のチアノーゼ	血圧が低下して循環が悪くなり、手足が冷たく青紫色になる。手足を温めたりマッサージする。家族の希望により一緒に行う。	5.1時間前	80％
橈骨動脈の脈拍を触知できない	循環不全により、血圧が低下し、手関節部での脈を触知できなくなる。	2.6時間前	100％

> 全員に出現するわけではありませんが、死前喘鳴はほかの徴候よりも先行して出現します。

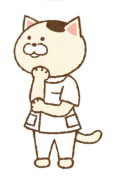

「American Journal of Hospice and Palliative Medicine」（Vol.15 No.4/1998年/P217-222）、「Expert Nurse」（Vol.31 No.7/2015年/P129）を参考に作成

＊苦しそうなときには患者さんの首の向きや姿勢を変えたり、余分な液体をやさしく吸引したりする。またブスコパン®やハイスコ®など分泌物を減らす薬剤を検討する。

死が迫っているときに現れる症状

顔貌
- 顔面蒼白（そうはく）
- 口唇のチアノーゼ
- 口唇の弛緩・乾燥
- ヒポクラテス様顔貌（がんぼう）（瀕死顔貌）

  [瀕死の顔貌：眼球陥没、目瞼下垂、鼻尖鋭峻、眼光が鋭い]

皮膚
- 蒼白土色
- 爪のチアノーゼ
- 四肢冷感

血圧
- 下降
- 聴診では測定不能（脈拍触知部位により測定）

脈拍
- 頻脈で微弱
- 不整脈をともない徐々に徐脈に
- 橈骨動脈（とうこつ）で触知できなくなる
- 頸動脈や大腿動脈でも触知不能に

筋肉
- 弾性、緊張性が低下し、体の支持力も低下

意識
最期まで明確なことがあるが
- 意識レベル低下
- 見当識障害
- 幻覚・幻聴
- 傾眠・昏睡状態

呼吸
- 浅く不規則で無呼吸になることも
- 頻呼吸から呼吸数が減少
- SpO₂ 低下（末梢冷感が進むと測定困難に）
- 努力様呼吸（口呼吸、鼻翼呼吸、下顎呼吸、チェーンストークス呼吸）
- 死前喘鳴（しぜんぜんめい）
- 自発呼吸停止

尿量
心機能および全身の循環機能が低下し、尿の生成が停止
- 乏尿（濃縮尿に）
- 無尿

排泄
意識状態の低下や肛門括約筋の弛緩
- 便失禁
- 尿失禁

身体各部の反射
- 対光反射の低下
- 睫毛反射（しょうもう）・角膜反射の低下
- 嚥下反射（えんげ）の低下
- 脱水症状

『絵で見るターミナルケア 人生の最期を豊かに生き抜く人へのかぎりない援助』（佐藤禮子／学研メディカル秀潤社／2009年／P52）より引用、一部改変

患者さんの苦痛にならないよう変化を観察する工夫も大切

意識レベルが低下した後も最期まで人格をもった人として患者さんに接し、数値に気をとられて、大切な徴候を見逃さないようにしましょう。

<mark>家族にとって最大の関心は患者さんの苦痛の有無</mark>です。死別を経験した家族は、心電図モニターを重視していないという研究結果が報告されています。血圧測定やモニターが患者さんの苦痛となったり、モニターにより家族が患者さんのそばに近づきにくくなる場合もあります。何を目的に測定するのか考え、家族と相談しながら、血圧測定ではなく脈を測るなど、<mark>より安楽な方法を検討してもよいでしょう</mark>。苦痛を感じさせないように対処していくことを家族に伝えることも大切です。

レベルアップ！ 看取りの場では患者さんの家族への配慮を

看取りの場面は家族が一緒に過ごせる最後の時間となります。看取りの主役は患者さんの家族であり、大切な家族の時間が過ごせるよう、常に寄り添い続けることが大切です。たとえば、家族が患者さんのいちばん近くにいられるよう医療者の立つ場所を配慮したり、家族が患者さんに触れ、話しかけられる環境をつくったりします。

家族から看取りの場に立ち会いたいと申し出がある場合は、家族が来院するまでの所要時間を確認しておき、チームで情報を共有します。家族が面会のタイミングを検討できるよう支援することや事前に衣類の準備ができるように声をかけることも、看取った後に家族が別れの時間を十分に持つために大切です。

夜間など、家族が帰宅してよいか判断が難しいときがあります。医療者として予測できることを丁寧に伝え、看取りのタイミングを正確に予測することは難しいことを家族と共有した上で、看取りの場に立ち会いたいか、家族の気持ちを確認します。家族それぞれの事情があるため、医療者の価値観を無意識に押しつけない配慮も必要です。看取りの場面に間にあわなかった場合でも、家族の到着を待って死亡確認を行ったり、死後のケアを行う前に家族が患者さんとお別れの時間をもてるように配慮することで家族の納得感が変わります。また、家族が今まで十分に関わっていらっしゃったことをねぎらい、「とても穏やかなお顔でしたよ」などと家族が不在の間、患者さんがどのような状態でどのように最期を迎えたのか伝えることも大切です。

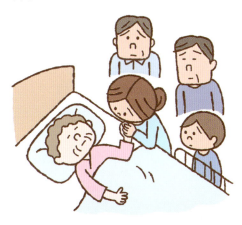

5 精神疾患をもつ患者さん

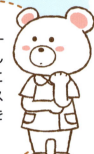

精神科病棟ではもちろん、一般病棟でも精神疾患を合併している患者さんを受け持つことがあります。適切なアセスメントができるよう、特徴を把握しておきましょう。

どんな特徴がある？

精神疾患をもつ患者さんの場合、バイタルサインの正常値は一般の患者さんと変わりません。しかし何らかの身体的変調が存在していても、<mark>自覚症状の訴えが全くなかったり、症状の表現が非典型的</mark>である場合があります。適切に自覚症状を伝えられない背景には、向精神薬の影響で疼痛など**不快な症状を感じる閾値（いきち）が変化**していたり、**精神症状や認知機能の低下**が影響していることも考えられます。

ただし、同じ訴えをくり返す患者さんに対して、身体的問題が除外されたからといって「訴えをくり返すのは精神疾患のためだ」と先入観をもたないようにしましょう。

● 精神疾患をもつ患者さんの特徴

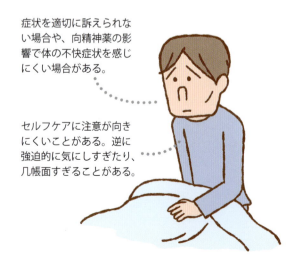

症状を適切に訴えられない場合や、向精神薬の影響で体の不快症状を感じにくい場合がある。

セルフケアに注意が向きにくいことがある。逆に強迫的に気にしすぎたり、几帳面すぎることがある。

● 代表的な精神疾患の例

● **統合失調症**
脳のさまざまな働きが障害されるため幻覚・妄想といった症状が出る。

● **双極性障害（躁うつ病）**
躁やうつといった気分の波がある。

● **抑うつ障害（うつ病）**
気分の落ち込み、意欲の低下がある。

● **適応障害**
ストレスとなる状況や出来事がその人にとってとてもつらく耐え難く感じられ、落ち込みや不安が強くなる。

● **不安障害**
不安の理由の有無にかかわらず、過剰な不安がくり返しいつまでも続いたりする。

● **パーソナリティ障害**
ものごとのとらえ方や感情、衝動コントロール、対人関係などの特性が著しく偏っている。「性格が悪いこと」ではない。

● **発達障害**
人の気持ちを理解することが苦手だったりするコミュニケーションの障害をはじめ、こだわりが強い人や、新しいことに対処することが苦手な人が多い。

バイタルサインの見かた

血圧　緊張や興奮、薬の作用による血圧の変動に注意

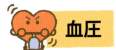

■ **抗精神病薬や精神状態が高血圧のリスクに**

精神疾患をもつ患者さんは高血圧のリスクが高いことがあります。抗精神病薬の中には食欲増進、体重増加、糖尿病発症のリスクを高める副作用の薬があることや、また向精神薬や疾患の影響による活動性の低下、喫煙率の高さなどが関係していると考えられます。

入院中に突然血圧が上がった場合、緊張・興奮していないかを観察します。うつ病で亜昏迷状態になり、強い緊張が持続する場合や、不安や怒りのような情動興奮がある場合は血圧が上がりやすくなります。

■ **血圧低下や起立性低血圧が起こりやすい**

抗精神病薬では血圧低下や起立性低血圧によるふらつきが出ることがあります。

血圧低下にはアドレナリンα_1受容体拮抗作用が関係しています*。鎮静作用が強い薬ほど血圧降下作用が強いといわれていますが、副作用が比較的少ない非定型抗精神病薬でも、アドレナリンα_1受容体拮抗作用をもつ薬は血圧低下を起こす可能性があります。

また、三環系抗うつ薬や四環系抗うつ薬は、抗コリン作用から起立性低血圧を引き起こす可能性があります。関連する薬をのんでいたり、めまいやふらつきを訴えたりする患者さんに対しては仰臥位と起立時の血圧をそれぞれ測定して血圧の差がないかを確認します。

■ **うまく測定できないときは声かけに工夫を**

測定時、仰臥位などを好み、血圧測定をすることを説明しても体勢を変えない患者さんがいますが、この場合には一時的に望ましい体勢をとってほしいことを提案します。

静止できない場合や、看護師の声かけに注意が向かない場合などは、患者さんの視界に入って視線をあわせ、柔らかな表情で「○○さん」とはっきりした声で呼びかけて静止してもらえるよう声をかけます。数回声をかけても静止できない場合は時間をずらし、それでも測定できなければ、状況と測定値を一緒に記載し、体動時の測定値とします。

● **注意が必要な薬剤**

血圧低下を起こしやすい薬剤〈抗精神病薬〉
- リスペリドン（リスパダール®）
- オランザピン（ジプレキサ®）
- クエチアピン（セロクエル®）　など

起立性低血圧を起こしやすい薬剤〈抗うつ薬〉
- クロミプラミン（アナフラニール®）
- イミプラミン（トフラニール®）
- マプロチリン（ルジオミール®）
- ミアンセリン（テトラミド®）　など

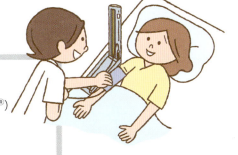

不安や緊張が強い人には、カフを巻いてすぐに測定せず、少し雑談をして血圧計から注意をそらすといった工夫をしてもよい。

* アドレナリンα_1受容体刺激では、血管収縮により末梢血管抵抗を増大させ、腎臓からの水やNaの再吸収を増加させて血圧を上げる。その作用に拮抗するため血圧が低下する。

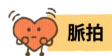 **脈拍** 肺血栓塞栓症や抗精神病薬の副作用による頻脈に注意

■ 肺血栓塞栓症に注意

　精神疾患をもつ患者さんが身体拘束・抑制、麻痺、長期臥床、過鎮静の影響で活動性が低下している場合に頻脈が起こったら、**肺血栓塞栓症**に注意が必要です。精神科では抗精神病薬の副作用、経口摂取量低下、精神運動興奮などが血液凝固性を亢進させ、衣類やオムツの圧迫などが血流をうっ滞させます。リスクの高い患者さんに対しては、各勤務帯で血圧低下、頻呼吸、SpO_2低下、頻脈といった症状がないかを観察します。

■ 抗精神病薬による頻脈や不整脈に注意

　統合失調症の精神運動興奮状態や、双極性障害の躁状態などで使われる**ハロペリドール**（セレネース®）は、副作用として錐体外路症状や高プロラクチン血症の発現、QT間隔延長や心室不整脈といった循環器系へ影響が出る場合があります。ハロペリドールを持続点滴する場合、心電図モニターを装着し、投与前の心電図と比較することが必要です。

　また頻脈の原因となる薬剤を上に記載しましたが、徐脈の原因薬剤としては三環系抗うつ薬、選択的セロトニン再取り込み阻害剤（SSRI）、気分安定薬であるリチウム（リーマス®）で報告があります。

● **頻脈の原因となる薬剤**

フェノチアジン系抗精神病薬
- ☐ クロルプロマジン（コントミン®、ウインタミン®）
- ☐ レボメプロマジン（ヒルナミン®、レボトミン®）など

三環系抗うつ薬
- ☐ イミプラミン（トフラニール®）
- ☐ アミトリプチリン（トリプタノール®）
- ☐ クロミプラミン（アナフラニール®）など

 呼吸 過換気発作と、鎮静の際の呼吸抑制に注意

心理的ストレスから過換気発作を起こしやすい

　何らかの原因で息を過度に吸ったり吐いたりする状態になることを**過換気**（過呼吸）といいます。精神疾患をもつ患者さんに起こることが比較的多い病態です。過換気が続くと、血液中の二酸化炭素（CO_2）濃度が低くなり、呼吸をつかさどる神経（呼吸中枢）が抑制され、患者さんは呼吸ができない息苦しさ（呼吸困難）を感じます。すると、呼吸をしているのに呼吸ができないと感じ「死んでしまうかもしれない」という恐怖にかられます。ほかにも、動悸、頻脈、胸部絞扼感、頭痛、めまい、発汗、テタニー＊といった手足や口の周りや舌のしびれ感、手をすぼめたようになる助産師の手（助産師肢位）と呼ばれる症状が起こります。このような状態を**過換気発作**といいます。

■ まず、身体的疾患との鑑別・除外を行う

　過換気発作には身体的疾患が隠れていることがあります。身体的疾患を鑑別・除外してはじめて、深呼吸や抗不安薬をすすめることができます。

　患者さんが過換気になった場合、まずSpO_2を測定します。過換気にもかかわらずSpO_2

＊血液中のCa濃度が低下して、末梢神経の興奮が高まり、筋肉の持続的な硬直が起こり、口の周りや手足末端のしびれが生じる。

が98％以下になる場合は、右の❸❹❺の可能性が考えられます。医師へ報告し、診察してもらい、動脈血ガス分析などを行います。一方、身体的疾患がなく、心理的なストレスにより発作的に誘発された過換気であればSpO₂が低下することはありません。

■ 患者さんを安心させる声かけが大切

呼吸数は意識状態を評価しながら30秒以上かけて測定します。「呼吸数を測定します」と言うと、意識して緊張し過呼吸を助長させてしまう可能性もあるため、血圧や脈拍を測りながら呼吸数を数えるとよいでしょう。臥床したり座ったりして落ち着いて測定することが困難な場合は、後ろ姿の患者さんの肩の上がり下がりを見て、呼吸数を測定する方法もあります。

SpO₂が99％以上、呼吸音に問題ないことを確認したら、患者さんに「生命に危険はないので必ずよくなりますよ」ということを説明し、「体の中の酸素は十分足りていますよ」「息苦しさはだんだんよくなるので、ゆっくり呼吸してください」と患者さんをできるだけ安心させてゆっくり腹式呼吸や深呼吸をするように声をかけます。意識的に呼吸を遅くする、あるいは吐くことに意識が向きにくいため、呼気を長めにするように声をかけます。

ペーパーバッグ法は低炭酸ガス血症からの回復過程で低換気が起こり、低酸素血症を招きやすいため、現在は推奨されていません。

過換気発作の原因となる疾患・病態*

- パターン❶ 先行するほかの疾患に対する不安から過呼吸になる → ・急性心筋梗塞 ・不安定狭心症 など
- パターン❷ 脳神経障害から中枢性過呼吸になる → ・くも膜下出血 など
- パターン❸ 低酸素に対し過呼吸になる → ・肺塞栓 など
- パターン❹ アシドーシスに対し代償的に過呼吸（クスマウル呼吸）になる → ・糖尿病性ケトアシドーシス ・敗血症 など
- パターン❺ 神経筋疾患により一回換気量が制限され、過呼吸になる → ・ギランバレー症候群 ・重症筋無力症 など

過度の過換気後には、無呼吸になることがあります。過呼吸による脳虚血（CO_2低下による脳血流低下）から意識レベル低下をきたし、さらに無呼吸に至る機序が考えられます。

意識レベルの低下が続けば、生命を脅かすほどの低酸素血症に陥る可能性もあるため、過換気の患者さんの意識レベルが低下してきた場合、患者さんのそばを離れず、ほかのスタッフの要請をしましょう。

鎮静をかける場合も呼吸に注意

過換気発作のほかに注意が必要なのは、不穏な患者さんに注射で鎮静をかける場合です。抗不安薬（ベンゾジアゼピン系）であるジアゼパム（セルシン®）やミダゾラム（ドルミカム®）は呼吸抑制作用が強いため、投与の際は持続的なSpO₂モニタリングが必要です。

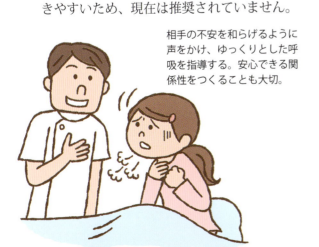

相手の不安を和らげるように声をかけ、ゆっくりとした呼吸を指導する。安心できる関係性をつくることも大切。

*「臨床研究プラクティス」（Vol.3 No.7/ 文光堂 /2006年 /P78-80）を参考に作成

体温　発熱があった場合、悪性症候群が最も危険

　体温の正常値は一般的に 36.0〜37.0℃とされていますが、正確な評価のためには患者さんの平熱についての情報が必要です。たとえば高齢者や摂食障害の患者さんの場合、小児や青年に比べて基礎代謝が落ちるため体温は低くなります。

　一方、精神疾患をもつ患者さんの多くは不安を感じやすい傾向がありますが、不安が高まると交感神経系の影響が強くなるため、平熱が高くなります。

　精神疾患だけで入院している場合、治療中の疾患によって発熱するとはかぎらず、何らかの身体的問題や精神症状から発熱を起こすため、熱源の予想がつきにくいことが多くあります。

　主な発熱の原因は、感染症、脱水性発熱、悪性症候群です。

● 精神科の患者さんで頻度が高い感染症

❶ 気管支炎、肺炎、尿路感染
肺炎は mECT＊後、麻酔覚醒が十分ではない場合に起こる可能性がある。これらが疑われる場合、血圧測定、SpO₂、呼吸音を観察する。

❷ 腸管感染
下痢、嘔吐をともなう急性の発熱がある。周囲で同じ症状がある人はいないか、生ものなどの食事摂取歴を確認する。

❸ インフルエンザ
精神疾患の症状が改善してくると社会適応訓練のために外泊・外出をすることも多く、外出先で感染することも少なくない。

❹ 付属物からの感染
CV やドレーンを挿入している患者さんの場合、付属物からの感染も考えられる。

■ 感染症
　一般的に頻度が高い感染症を左下の表に挙げます。

■ 脱水性発熱
　脱水症状による中枢の環境の変化から発熱が起こることもあります。脱水の場合は頻脈も現れるため、あわせて観察します。うつ病や統合失調症をもつ患者さんの亜昏迷状態や、うつ病の意欲低下があり、入院前に食べ物や飲み物をとっていなかったと思われる人や経口摂取量が不明確な人では注意が必要です。

■ 悪性症候群
　精神疾患をもつ患者さんが発熱した場合、いちばん注意が必要なのは、悪性症候群です。発症頻度は向精神科薬を内服している患者さんのうち 0.07〜2.2％といわれており、頻度が高いわけではありませんが、放置すれば死に至る可能性もあります。

　多くは、薬剤の使用を開始した後、増やし

知っておきたい

錐体外路症状

　錐体外路症状は「動作が鈍くなる」「声が小さくなる」「表情が少なくなる」といったパーキンソン病と同じ症状を示すのが特徴で、体内のドーパミンが不足することで生じます。

　抗精神病薬にはこのドーパミン神経の働きを抑える作用があり、この作用によって精神症状が改善します。しかし、その抑制作用が強くなりすぎるとスムーズな体の動きができなくなるといった症状が現れます。これが錐体外路症状です。

＊頭部に数秒間電気を流し、脳内に痙攣を起こすことで、脳の機能を改善する治療。全身麻酔をかけ、骨折や脱臼を避けるための筋弛緩剤を使用する。mECT 後に起こる肺炎はほとんどが誤嚥性肺炎。

悪性症候群の症状

- ☐ ほかに原因がなく、38℃以上の高熱が出る
- ☐ 意識障害（ぼやっとする）

＜自律神経症状＞
- ☐ 発汗
- ☐ 頻脈

＜錐体外路症状＞
- ☐ 振戦（手足のふるえ）
- ☐ 筋強剛（体のこわばり）
- ☐ 構音障害（話しづらい）
- ☐ 嚥下障害
- ☐ 流涎

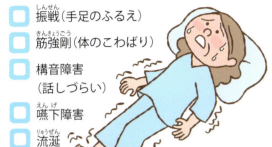

上記のような症状や「呼吸数の増加」「血圧の上昇」が複数みられた場合、悪性症候群を疑う。体温は通常38℃を超えるが、微熱で推移することもある。

● 悪性症候群治療のフローチャート

症状を発見
発熱、CK上昇、筋強剛、嚥下障害、流涎、無動など

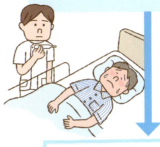

上記の症状がみられたら、悪性症候群の可能性を考える。
悪性症候群を起こしうる薬を飲んでいないかを確認し、発熱に対して感染症の検査も忘れずに行う。

発熱に対する対応
1. 抗精神病薬の中止
2. 点滴による水分補給と電解質バランスの是正
3. 感染症の検索
4. 解熱剤、クーリング

≧ 38℃

上記の治療を行っても38℃以上の発熱が続く場合は悪性症候群の可能性が高いため、薬剤による治療を行う。

薬剤による治療
1. ダントロレン投与
2. ブロモクリプチン（パーキンソン症状を改善する薬）投与
3. ベンゾジアゼピンの考慮

完全に寛解

2週間抗精神病薬の投薬は見送る

『悪性症候群 今日の精神科治療指針』（大原健士郎, 広瀬徹也　監修／山脇成人／星和書店／1997年／P184-186）より一部引用改変

た後、減らした後に発症します。原因となる薬は抗精神病薬によるものが多いですが、ほかに抗うつ薬、気分安定薬、パーキンソン病治療薬、抗認知症薬であることもあります。

　悪性症候群は**錐体外路症状**が重症化したものといえます。ですから症状が重症化する前に徴候に気づくことが大事です。

　重症になると**骨格筋組織の融解**が起こり、筋肉中に含まれるミオグロビンという色素が尿中に排出され**褐色のミオグロビン尿**になり、**急性腎不全**に至ることもあります。

■ 悪性症候群が疑われたら早期に治療を開始

　臨床検査所見の特徴は**CK（血清クレアチンキナーゼ）の上昇**であり、1000IUを超えることもありますが、1000IU以下の場合もまれではありません。検査所見として、**CK高値や白血球増加**が認められる場合は、悪性症候群が疑われるため、早期に治療導入を考えます。

　治療は速やかに原因と考えられる薬を中止し、筋弛緩薬であるダントロレンを投与します。脱水の改善と電解質の補正、薬物を体内から排出させるウォッシュアウト目的のために補液を行います。

あわせて確認したいポイント

☐ 睡眠の状態

　睡眠には心身の疲労を回復する働きがあります。精神疾患をもつ患者さんの多くは睡眠が障害されていることが多く、睡眠障害のため生活リズムが崩れて入院する患者さんは少なくありません。よく精神症状は睡眠から悪くなり睡眠から回復するといわれ、==睡眠リズムの回復は患者さんの精神状態の回復度と調子を悪くする前駆症状、悪化を知る1つの指標になります==。個人差はありますが、人が必要な睡眠時間は **6時間以上8時間未満** のあたりといえます。

　睡眠状態は下図のように確認し、==眠れないときの様子もあわせて観察します==。たとえば、トイレに頻繁に行っていた、3回頓服をのんでも眠れなかった、疼痛（とうつう）があり眠れなかったなど、睡眠がとれない背景を探ります。入院初期には、自宅での「睡眠－覚醒」の生活パターンをふまえて睡眠を評価することも必要

患者さんの睡眠状態を確認するポイント

「夜は眠れました？」と尋ね、睡眠についての患者さんの感触を聞く。看護師が観察するかぎりでは眠れていたが、患者さんが「なかなか眠れなくてつらかった」と言う場合には、もう少しくわしく話を聞く。不眠の原因を把握し、疼痛（とうつう）、息苦しさ、頻尿といった身体的苦痛があれば対応する。

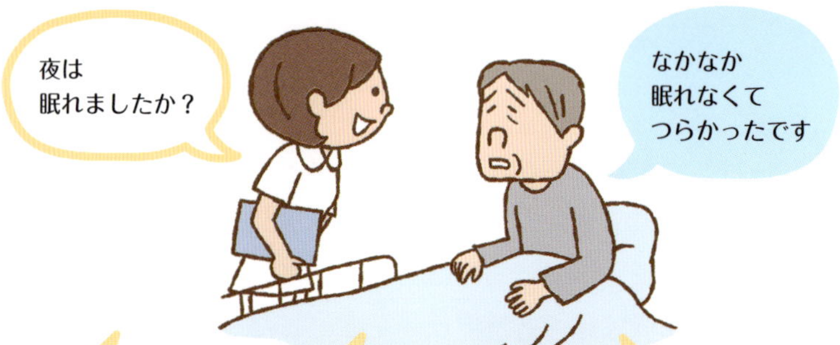

（吹き出し）夜は眠れましたか？
（吹き出し）なかなか眠れなくてつらかったです

① 寝つきが悪かったですか？ → YES
入眠困難
布団に入ってから眠りにつくのに30分〜1時間以上かかり、それを苦痛と感じる状態。
→ 短時間型睡眠導入剤
エスゾピクロン（ルネスタ®）、ゾルピデム（マイスリー®）

② 夜中目が覚めて、その後、寝つけませんでしたか？ → YES
中途覚醒と再入眠の困難
夜中に何度も目が覚め、その後、なかなか寝つけない状態。
→ 中間型・長時間型睡眠導入剤
ニトラゼパム（ベンザソン®）、エスタゾラム（エバミール®）

③ 朝早く起きてしまいますか？ → YES
早朝覚醒
起床時刻より早く目が覚めてしまう状態。

④ 夜眠れた感じがありますか？ → NO
熟睡感の欠如
眠りが浅く、睡眠時間は十分でもぐっすり眠った満足感が得られない状態。
● 睡眠薬以外に抗精神病薬や抗うつなど薬の併用

主に、上記のような薬を用いて睡眠の改善を目指す。薬の使用とあわせて患者さんの悩みを聞き、日中の過ごし方、適度な運動の有無、起きている時間、生活リズムをつける取り組みができているかなども観察する。特に「熟睡感の欠如」がみられる場合は、薬だけで解決できないこともあるため、注意して観察する。

※上記のほかに睡眠リズムを整える作用のあるラメルテオン（ロゼレム®）、せん妄の作用が少ないスボレキサント（ベルソムラ®）が使われている。

です。また、睡眠状態の評価は入院病棟という生活上の制約が多い場でのものであることも念頭に置きます。入院中は頓服を使って眠れなくても、外泊をすると頓服を使わなくてもぐっすり眠れる場合などがあります。特に大部屋の患者さんだと周囲の刺激が気になり睡眠に影響が出ることがあります。

☐ 意識

精神疾患の中には意識障害様の状態をきたす疾患や症状がありますが、そのことばかりが先行して、「精神疾患のせい」という考えのもとに意識障害の原因検索を怠ってはいけません。「うつ病の昏迷*を疑ったが、実は検査をしたら脳腫瘍があった」ということもあります。その精神症状が脳や脳以外の体の疾患や薬剤、中毒性物質の影響ではないかと疑うことです。身体的な疾患や薬剤性の可能性が除去されたら、精神疾患によるものではないかと考えます。

● 精神科でよくみる意識障害の状態をきたす疾患の例

☐ **てんかん**
脳の一部もしくは全体が過剰に興奮する「発作」が突発的に起こる。意識障害や痙攣、突然走り回る、手や顔の一部がピクピクするといった多様な症状を呈する。

☐ **解離性障害**
いわゆる「意識が飛ぶ」障害。症状には昏迷、健忘、遁走、多重人格（同一性障害）がある。ストレス負荷の強い出来事に反応して昏迷状態を生じることがある。

☐ **アルコール離脱せん妄**
最終飲酒から48〜96時間経った時点で遅発性に生じる。自律神経症状や不安・焦燥、抑うつ、易刺激性などに始まり、幻視や不穏、興奮をともなうせん妄状態となる。

☐ **統合失調症、うつ病（昏迷・亜昏迷）**
統合失調症の緊張病型や重症なうつ病における昏迷や亜昏迷では、思考や行動のテンポが遅くなる「制止」という状態が極まり無反応になってしまうことがある。

☐ 尿量

抗精神病薬の副作用の1つに口渇がありますが、それによる多飲の影響で多尿がみられることがあります。その場合、水分を大量に摂取することで血液中のNa濃度が低下し、低Na血症を招く可能性があるので注意して観察します。また、ほとんどの向精神薬で副作用として尿閉や排尿障害が起こる可能性があります。

また無意識の心理的緊張や不安により、弱い尿意を感じ、トイレの回数が増える心因性頻尿という状態もあります。この場合、身体的な問題がないこともあります。

☐ 疼痛

精神疾患をもつ患者さんが疼痛を訴えた場合、まずは基本的な疼痛のアセスメントを行い、身体的な問題がないことを確認します。また、疼痛があっても適切に症状を訴えられない場合があるので注意が必要です。

慢性疼痛をもっているケースでは訴えに一貫性がなかったり、とらえどころがなかったりすることもあります。患者さんも痛みをわかってもらえず、孤独感を抱えていることがあります。どんな場合でも、疼痛の訴えに対しては「痛みがあり、つらい思いをしている」という前提で対応することが大切です。

---

*意識は清明だが外的刺激に反応せず、自発的な運動や発語のない状態。全身を緊張させて目を見開くといった姿もよくみられ、恐怖で動けない極限状態と考えられる。

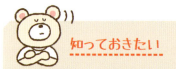

知っておきたい

身体的な問題がない過換気発作では、パニック症の可能性を疑う

過換気発作を引き起こす原因はいくつかありますが、その1つにパニック症（パニック障害）があります。パニック発作はパニック症の主症状の1つです。身体的な問題がないとわかった場合は、パニック症かどうかの鑑別を行います。「急に息が苦しくなったり、心臓がドキドキして死ぬかもしれない！ と思ったことはありますか？」といったパニック発作の既往についての質問をしたり、下記の診断基準の症状に当てはまるかどうかを尋ねましょう。「またなったらどうしようと考えて、どうしようもなくなることはありますか？」といった予期不安に関する質問も有効です。

診断基準を満たす場合は、精神科的なアプローチをすることが望ましいとされます。パニック症は予防が大切で、特に心理教育*は重要です。パニック発作について説明し、この病態では決して死なないことを保証します。心理教育のほかには認知行動療法、自律訓練法、薬物療法などが行われます。

●パニック発作と過換気発作の症状

パニック発作		過換気発作
離人症状	精神症状：不安、恐怖	
非現実感	循環器症状：動悸・心拍増加、胸痛・胸部不快感・胸の圧迫感	頭痛
発狂恐怖	消化器症状：吐き気、腹部不快感	脱力感
死への恐怖	呼吸器症状：息苦しさ、息切れ・窒息感、のどの閉塞感	筋硬直
	神経系症状：めまい感、しびれ感、発汗、のぼせ、冷え、ふるえ	痙攣
		テタニー
		意識障害

過換気発作の約25％にパニック症が、パニック症の約50％に過換気発作が認められるといわれている。

精神科医療情報総合サイトeらぽーる https://www.e-rapport.jp/medicine/special/special08/03.html を参考に作成

●パニック発作の診断

❶ 身体疾患を除外したうえで、激しい恐怖または強烈な不快感の突然の高まりとともに次の13項目のうち「4つ以上」の症状がある

- ☐ 動悸、心悸亢進、または心拍数の増加
- ☐ 発汗
- ☐ 身震い、またはふるえ
- ☐ 息切れ感、または息苦しさ
  ※息切れ感や息苦しさといった呼吸困難（自覚症状）があっても必ずしも過換気が起きているとはかぎらない
- ☐ 窒息感（空気欠乏症状）
- ☐ 胸痛、または突然胸部の不快感
- ☐ 嘔気、または突然の腹部の不快感
- ☐ めまい感、ふらつく感じ、頭が軽くなる感じ、または気が遠くなる感じ
- ☐ 寒気、または熱感
- ☐ 異常感覚（感覚麻痺、またはうずき感）
- ☐ 現実感消失（現実ではない感じ）、または離人感（自分自身から離脱している）
- ☐ 抑制力を失う、または"どうかなってしまう"ことに対する恐怖
- ☐ 死ぬことに対する恐怖

❷ 症状が突然始まって数分以内にピークに達し、30分前後で治まる

『DSM-5 精神疾患の診断・統計マニュアル』（医学書院 / 2014年 / P212-213）を参考に作成

*疾患について理解して、問題に対応する方法を考えていくこと

第3章

状況別バイタルサイン

1　救急……112
2　周術期……118
3　検査後……126
4　輸血……132
5　化学療法……138
6　鎮静……144

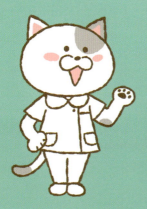

1 救急

状態がすぐにわからない救急の患者さんにおいては、はじめの情報収集が大切です。短時間で診断・治療に向かえるよう、すばやく情報を集めていきましょう。

どんなことが起こりうる？

予期せぬ病気やケガによって健康状態に異変をきたした救急の患者さんでは、以前の状態や既往がわからず、どのように対応してよいかわからない場合があります。しかし、いかに早く病状や外傷の状態、原因を特定し、治療を開始できるかによって、その後の治療や予後が大きく変化します。

初療での患者さんとのファーストコンタクトから、検査、治療と進んでいきますが、患者さんの状態を速やかに把握するための第一歩として、バイタルサインの測定を通して、情報収集が必要です。

救急の現場では、既往症の再燃、循環器系疾患の急性発症、外傷など、さまざまな患者さんが飛び込んでくる。

レベルアップ！ 心肺蘇生のABCDを応用して行動を組み立てる

看護師は診断こそしませんが、救急の現場では「命をつなぐ」ことを支援する重要な役割を担います。救急外来では、受診時に何が原因で症状をきたしているかはわかりません。そこで、心肺蘇生のABCDを観察に応用しながら行動を組み立てていくと、次に何をしたらよいかを想像しやすくなります。A〜Cまではバイタルサインを測定しながら同時に情報を得ることができます。観察が終了したら、今後の治療を見据えて酸素投与や薬剤投与ルートの確保を行います。

- **A：Airway** 気道は開通していますか
- **B：Breathing** 呼吸はしていますか・酸素は必要ですか
- **C：Circulation** 脈はありますか
- **D：Drug** 薬剤投与ルートはありますか
- **E：ECG** 心電図は取ってありますか
- **F：Fibrillation** 心室細動など致死的不整脈はありませんか
- **G：Gauge** 治療方針を確認しましたか

対応のポイント

救急の現場では、==診断・治療までのタイムロスを少なくすること==が大切です。バイタルサインを測りながら、問診・触診など、さまざまな行為を同時に行っていきます。

救急の患者さんの場合、突然のことに動揺しているケースも少なくありません。患者さんの心情を考えながらコミュニケーションや観察をしていきましょう。

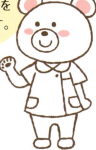

救急の患者さんとの関わり方、どのタイミングでバイタルサインを測り、何をポイントに治療につなげていけばよいのかを事例を用いて解説します。

受診〜診断

事例

「胸が重い感じ」を訴えて来院したAさん

62歳／男性／既往歴：糖尿病

糖尿病をもっているAさんは、定期的に病院に通い、血糖コントロールや生活習慣改善を試みていました。日常生活行動は自立しています。
ここ数日、仕事中や通勤時に断続的な「胸が重い感じ」を自覚しており、注意力が散漫になっている気がしていました。帰宅後、妻に話すと念のため病院に行った方がいいと勧められ、救急外来を受診することにしました。

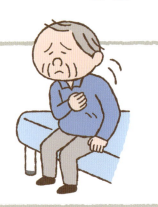

1 問診

患者さんと問題なくコミュニケーションをとれる場合には、問診で患者さんの状態を把握していきます。Aさんは62歳で仕事をもつ男性ということで、コミュニケーションは問題なくとれそうです。

入院中の患者さんと違って以前の状態がわかりづらい救急の患者さんでは、既往歴はとても重要な情報になります。来院歴がなく既往がわからない場合には問診・所持品・検査などから現在有する疾患を検索する必要があります。Aさんはこの病院に通っていたため、治療歴やキーパーソン、血糖の推移などの情報を診療録から得ることができました。

あわせて主訴を聞いていきます。Aさんの場合は「胸が重い感じ」という訴えがありました。「胸が重い」という表現から、Aさんには胸痛があると考えられます。

実は看護師でも、臨床で胸痛を訴える人と出会う機会はそれほど多くありません。患者さんの多くは胸痛に慣れていないため、表現の仕方がまちまちになりやすいので注意が必要です。医療従事者の中では胸部絞扼感(こうやくかん)、圧迫感、限局的な痛み、放散痛など多様な言葉があります。==患者さんの訴えを聞き、医療従事者の共通言語を患者さんにわかりやすい言葉に置き換えて伝えることで情報を得ます。==

■ 考えられる疾患を念頭に情報を集める

　主訴から考えうる疾患を絞り込んでいくため、問診を続けていきます。

　患者さんが胸痛を訴えているとき、パッと思いつくのは胸部絞扼感をはじめとした循環器系の障害でしょう。しかし、胸部には心臓や冠動脈・大動脈のほかに食道・肺といった臓器があります。また上腹部にある胃・胆嚢・膵臓の障害も、胸痛として表出されることがあります。

　鑑別のヒントとなるため、**痛みの種類（タイプ）やどんなときにどのように発生する痛みなのか**を尋ねましょう。Aさんの場合は問診の結果「胸が重い感じ」「通勤時や仕事中」という情報が得られました。

　このことから労作性だろうと考えて循環器系の疾患を思い浮かべながら、アセスメントを続けます。

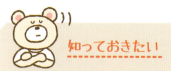

知っておきたい

「痛みの強さ＝高い緊急度」ではない！

　患者さんに痛みを尋ねているときに忘れてはいけないことがあります。それは必ずしも「痛みの強さ＝高い緊急度」ではないということです。痛みは主観的なものであり、人によって表現の仕方も異なります。オーバーに言う人もいれば、我慢してあまり痛みを外に漏らさない人もいます。さらに、高齢者で非定型的な症状を呈している場合は、痛みをあまり自覚していないという場合もあります。

　Aさんは高齢者というわけではありませんが、糖尿病があるため症状が出にくいことがあるかもしれません。痛みの強弱に流されて緊急度を判断すると、対応が遅れてしまうこともあるため要注意です。

問診とバイタルサイン測定は並行して行う

問診で集めたい情報

- [ ] コミュニケーションがとれるか
- [ ] 既往歴
- [ ] 主訴
  （Aさんの場合）
  ● 痛みの種類（タイプ）
  （絞扼感、持続的、圧迫感、断続的、限局痛、放散痛など）
  ● どんなときに起こる痛みか
  ● どのように起こる痛みか
- [ ] 随伴症状の有無　など

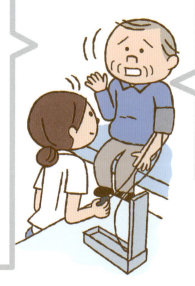

バイタルサインの測定で集めたい情報
（Aさんの場合）

- [ ] 血圧
- [ ] 脈拍
- [ ] SpO$_2$
- [ ] 意識レベル　　など

できるだけ早く検査・治療を行えるよう問診とバイタルサインの測定は並行して行う。Aさんは「念のため」病院に受診していることから、今回のイベントを重大なことと考えていない可能性もある。患者さんを動揺させることなく客観的な情報を得ていくことが大切。

❷ バイタルサイン測定のポイント

コミュニケーションをとりつつ、==考えられる緊急性の高い疾患を想定してバイタルサインの測定を行います。==

胸痛をともなう疾患のうち、特に緊急を要するものは急性大動脈解離、急性心筋梗塞・狭心症などの急性冠症候群、肺塞栓症や緊張性気胸です。これらの疾患には、痛みの種類や注意すべきタイミングが特徴的なものもあります。たとえば急性冠症候群では胸部絞扼感や圧迫感・放散痛があり、肺塞栓症では術後といった長期臥床（がしょう）後の離床時に発症する特徴があります。こうした症状に注意しながら呼吸や循環が維持されているかをSpO_2や血圧を測定することで把握します。

■ 五感を使って集める情報も有用

また==医療従事者の五感を使った情報収集も行い、特徴的な症状の有無を確かめます。==

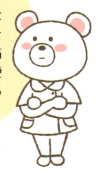

重症にみえないからといって緊急を要するものではないと決めつけてはいけません。糖尿病などでは、胸痛を訴えていなくても心筋梗塞を発症していることもあります。

たとえば気胸では皮下気腫が出現していることが考えられます。空気は上部にたまっていくため、前胸部または首のあたりまで皮下気腫が出ているかもしれません。触診を行い、握雪感（あくせつかん）の有無を確認しましょう。時間経過とともに広がりが出ているかどうかも観察します。また気胸を疑う場合は、聴診も大切です。気胸側の肺には空気が入らないため、気胸側

第3章 状況別バイタルサイン ①救急

レベルアップ！

きちんと記録を残し、チームでコミュニケーションをとることも大切

観察によって情報を集めますが、忘れてならないのは、それを記録に残しておくことです。加えて医師に今後の治療方針を確認したり、入院する病棟を手配したりと、多重課題になることも考えられます。観察やバイタルサイン測定・検査の後に実際の治療介入を行っていくことになりますが、医療チームでコミュニケーションをとり合い、自身が観察している場合は、その後の処置の準備の一部または全部を同勤務帯の看護師や医師などに依頼するなど、円滑に治療を進めるための配慮も必要です。

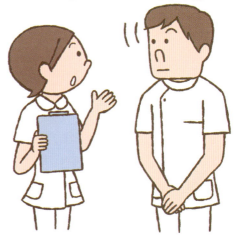

の呼吸音は減弱し、胸の上がり具合も左右非対称になります。

心筋梗塞では**胸痛の部位や程度、限局性の痛み**かどうかや**不整脈の有無**を観察します。

大動脈解離では、解離している部位により出現する症状が異なります。上行・弓部大動脈（Stanford A型）の解離では冠動脈や弓部大動脈から分かれている腕頭動脈や左総頸動脈、左鎖骨下動脈にも影響を及ぼすため、**胸痛の増強**や脳血流の低下による**意識レベル低下**を生じやすくなります。胸腹部大動脈の解離（Stanford B型）では腸管虚血をきたすことによる**腹痛**、腎血流低下による**尿量減少**（腎不全）、下肢への血流低下による**色調不良、皮膚温低下、膝窩動脈や足背動脈の触知不良**

● **胸痛の患者さんに対する処置**

- モニター装着
- 12誘導心電図の準備・実施
- 声かけ＋不安の緩和
- 酸素投与
- 末梢静脈ラインの確保
- 検査・緊急処置
  （CT・エコー・心臓血管カテーテルなど）の準備・移送

が出現することがあります。

症状の詳細を確認したら**モニターを装着し**、12誘導心電図を取っておくと治療開始前の心電図として役に立ちます。

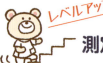

レベルアップ！

測定後・診断後も安心せず、急変に備える

救急外来での問診・バイタルサイン測定後、血液検査、CTなどの画像診断で急性大動脈解離、急性心筋梗塞・狭心症、肺塞栓症や緊張性気胸が明らかになった場合、その時点ではバイタルサインなどに大きな変化がなくても、急性に症状が増悪し、ショック状態に陥ることがあります。常に急変の可能性を考え、ショックが起こったときにすべきことを頭に入れておきましょう（右図参照）。

このような場合、可能なかぎり患者さんから離れず、ほかの人にも観察を依頼し、人の目を絶やさないことが重要です。Aさんの事例でも症状は断続的に出現しています。症状が出現したらすぐに知らせるようにAさんに伝えることも必要です。

● **ショックを疑ったときのやることリスト**

- ☐ 末梢動脈触知可否の確認
  （橈骨・足背→大腿→頸動脈）
- ☐ 血圧・脈拍・SpO₂測定
  （血圧低下時は下肢挙上）
- ☐ 意識レベルの確認：
  声かけ＋不安の緩和
- ☐ 呼吸の有無の確認＋気道確保
  （気管挿管の準備も含む）
- ☐ 随伴症状の有無の確認
- ☐ 酸素投与
- ☐ 末梢静脈ラインの確保
- ☐ 保温

診断後〜治療前まで

事例

診断を受け、心臓血管カテーテル室に移動することになったAさん

Aさんは採血検査でトロポニンT陽性反応があり、12誘導心電図の結果、V1〜V6でSTが上昇しており、心筋（前壁）梗塞と診断されました。医師より準備ができ次第、経皮的カテーテルインターベンション（PCI）を行うため心臓血管カテーテル室に移動することになりました。

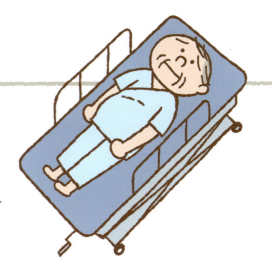

■ 診断後も油断せず観察を続ける

12誘導心電図によりV1〜V6でST上昇が認められたことで、左前下行枝に障害部位があり、広範前壁梗塞ではないかと考えます。PCI後も大動脈バルーンパンピング（IABP）などの補助循環装置が装着されることが予想されます。診断がついてほっと一息、後は心臓血管カテーテル室に移動するだけですが、油断は禁物です。

Aさんは広範前壁梗塞だったのにもかかわらず、あまり胸痛発作を訴えていませんでした。あまり自覚症状が出ていないということが確認されたのです。気づいた時には急激にショック状態に陥っている可能性も十分にあります。この場合、すでに心臓に問題があるわけですから、心原性ショックということになります。

モニター装着の必要性は前述しましたが、装着後には必ず異常時にアラームが鳴るように設定し、異変にすぐ気づけるようにしておきましょう。

■ 患者さんの不安を和らげるケアも大切

このころには今後の治療方針について本人も医師から説明を受け、同意書などを取得する段階です。

Aさん自身が思っているより重症であること、早期の受診で迅速な治療につなげられてよかったことなどを伝えるとともに、これからの処置について説明を加え、不安の緩和に努めます。無事に心臓血管カテーテル室に入室するまで、会話を通した意識レベルの確認やこまめなバイタルサインの測定を行いながら、異常の早期発見に万全の態勢を整えます。

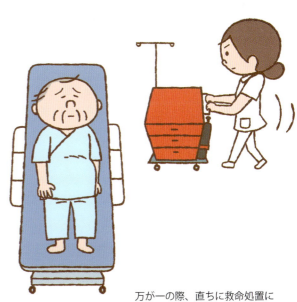

万が一の際、直ちに救命処置に移行できるよう、それとなく救急カートを近くに寄せておく。

2 周術期

> 手術の侵襲に対して体内の恒常性を維持しようと体が反応することで、バイタルサインにも変化が現れます。

どんなことが起こりうる？

周術期とは、術前・術中・術後の3段階を示しており、手術を受ける患者さんが入院する前の段階から、入院・麻酔・手術、その後の回復までの一連の流れのことをいいます。その中では手術をする医師だけではなく、麻酔科医、看護師、薬剤師などさまざまな職種が1つのチームとなり、患者さんが安全に治療を受けられるように、それぞれ専門的な立場でサポートをします。患者さんが手術・医療を安全に受けることがその後の合併症を予防することにつながります。

■ 術直後、頻繁なバイタル測定を行う

局所麻酔や全身麻酔下で手術が行われた患者さんに対して、術直後、頻繁に訪室してバイタルサインを測定することが看護師に求められます。医師からは術直後、15分後、30分後、1時間後、2時間後……とルーティンワークのように指示が出されていることも多いですが、それはなぜなのかを理解していきましょう。

術後、侵襲から体を守る反応が現れバイタルサインに影響する

術後、患者さんが病棟に帰室した後に、徐々に血圧が低下した、尿量が減った、不整脈が出現したといった変化を目にしたことがあると思います。こうした変化の多くは、**手術侵襲反応**によるものです。

■ 手術侵襲反応とは

手術侵襲反応というと少し難しいイメージがあるかもしれませんが、神経内分泌系*や免疫系、代謝系、心血管系などが互いに影響しあうことで、生体の恒常性の維持・回復に向けて生体を変化させていく反応のことをいいます（P119 図参照）。

たとえば血圧が低下するという反応は、侵襲反応による体液の移動によるものです。血管内の血漿成分が血管外に移動したりドレーンからの出血量が増えたりすると循環血液量が減少し、血圧が低下します。するとそれらを補おうと神経内分泌系が惹起され、循環血液量や血圧を維持しようと働きます。また血圧低下は全身の酸素供給量の低下も招くため、呼吸数を増加することで代償しようとします。

術後は、これらの反応を「侵襲によるもの」と一言で評価せず、手術操作や麻酔による影響、呼吸循環の関連する代償反応とさまざまな視点で反応をとらえることが大切です。

■ 免疫・炎症反応にも注意を

また、手術による侵襲に対する自己防衛反応も現れます。これを**免疫・炎症反応**といい

*脳内にある、身体の代謝に大きく影響するホルモンを血中に放出する作用を指す

手術侵襲による呼吸・循環への影響

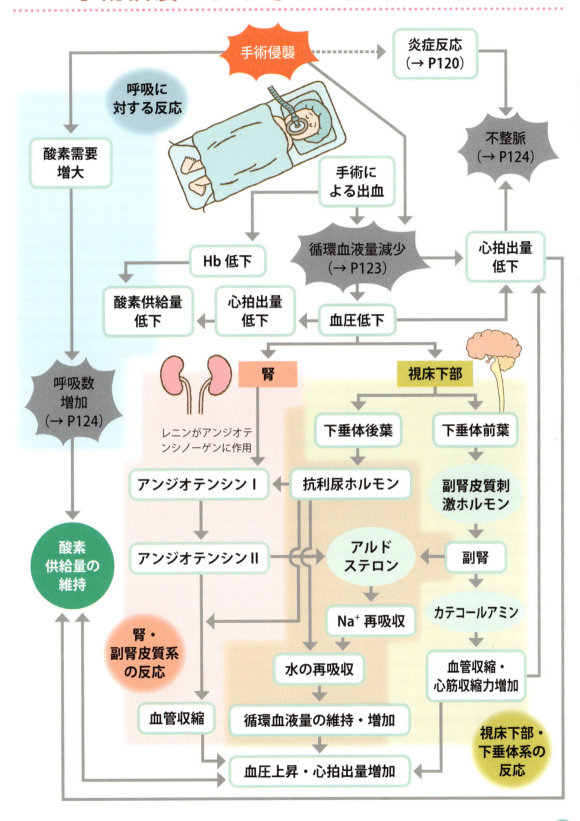

ます（下図参照）。この反応がうまく作用することで体は回復に向かいますが、強く作用すると逆に自分を攻撃してしまうことがあります。これが SIRS です。バイタルサインを測定する際には右に示したように SIRS の診断基準をもとに考えていくと、手術による炎症に対するアセスメントがしやすくなります。

SIRS の期間が長引くと合併症や感染症の発生率も高まります。その期間は不整脈などが起こりやすくなるため、注意深くみていく必要があります。

● SIRS の診断基準

下記の2項目以上を満たすもの

- 体温 ＞ 38℃ あるいは ＜ 36℃
- 脈拍数 ＞ 90 回/分
- 呼吸数 ＞ 20 回/分 あるいは $PaCO_2$ ＜ 32torr
- 白血球数 ＞ 12,000/mm^3 あるいは ＜ 4,000/mm^3 あるいは未熟型白血球 ＞ 10％

炎症を受けて免疫が反応するまでのプロセス

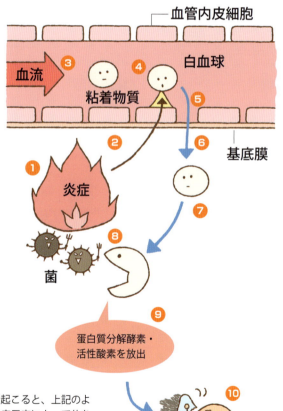

1. 炎症が起こる
2. 炎症刺激を受け、細動静脈が拡張
3. 血流増加・うっ血により、血管透過性が亢進
4. 粘着物質により白血球が血管内皮に接着
5. 粘着物質の信号により血管内皮細胞の間隙が拡大
6. 蛋白質分解酵素で基底膜を破る
7. 白血球が血管外へ移動
8. 炎症部位の菌などを貪食
9. 蛋白質分解酵素や活性酸素を生成
10. 凝固促進・血管内閉塞・局所の酸素濃度低下し、病原体の増殖や毒素の拡散を防ぐ

炎症が起こると、上記のような免疫反応によって体を守るシステムがある。風邪などでも、こうした自己防衛反応が程よく出ることで治癒に至る。

「オペナース」（Vol.1 No.1/ 医学出版 /2014 年 /P13）を参考に作成

アセスメントのポイント

術前

術前には、手術侵襲による影響を最小限にするための対策が必要です。心疾患をもっていたり、低栄養がみられるといった手術侵襲に対する抵抗力が弱い患者さんでは、状態にあわせて侵襲に備えたコンディションを整えることが必要です。

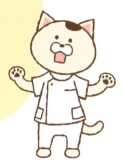

周術期の患者さんに対してはどんなことに注意が必要なのか事例から考えていきましょう。

事例

僧帽弁形成術を受けるBさん

70歳／男性／既往歴：高血圧
喫煙歴あり（20本/日×40年、3年前より禁煙）

3年前に健診で高血圧と心雑音を指摘され受診したところ、軽度の僧帽弁閉鎖不全症と診断され、通院・内服加療をしていました。1か月前より労作時に息切れを自覚、ここ最近は平地の歩行でも症状が出るようになり食思不振となっていました。
検査の結果、NYHA：Ⅲ度、心エコーでMR Ⅱ～Ⅲ度の逆流、拡張末期径(Dd)：55mm、心駆出率(EF)：50%で、手術を勧められて入院となりました。

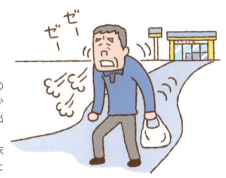

■個々の患者さんに必要なケアを考える

術前のバイタルサインの測定では手術を行っても危険がないかを確認し、それをもとに術後に起こりうる変化への対策をします。Bさんの場合、術前管理で重要なことは心不全をコントロールすることと術後合併症を予防することです。このことを念頭に置いて、バイタルサインを測定しましょう。

病棟で管理する場合は患者さんの状況にもよりますが、術前にはこまめにバイタルサインを測定するよりは一日3検などと指示を受けることが多いはずです。しかし、個々の患者さんの状態やリスクを考え、適宜必要なタイミングで測定することが大切です。

■手術の負担に備えて、測定やケアを行う

Bさんの場合は心不全がきちんとコントロールされていることを確認する必要があるため、通常の測定に加え、動作後の測定も必要です。トイレ歩行などの動作や食事摂取時などには心負荷がかかるため、循環動態に影響が出ることが考えられます。動作後に血圧や心拍数、呼吸数など、どのような反応が起こるかを観察し、記録しておきましょう。

またBさんは僧帽弁が閉鎖不全を起こしているため、輸液も術中のリスクの1つです。心臓の動きが弱くなっている場合、輸液量が多すぎるとうっ血が増大し、呼吸・循環ともに心不全症状を悪化させる可能性がありま

す。そのため、術前にうっ血予防のケアを行う必要があります。

■ 術後の合併症のリスクについて調べる

労作時や平地の歩行で症状が出ていたBさんは、運動量が少なく、食思不振の状態から低栄養状態となっている可能性があります。蛋白摂取量が減ってアルブミン値が低くなると、浮腫を起こしやすく、易感染や創傷治癒遅延、術後の縫合不全などの術後合併症を起こしやすくなります。食事摂取状況や身体所見をあわせて観察をしましょう。また、痰が多いため、肺炎予防を念頭に排痰コントロール、感染予防、呼吸訓練などを行い手術に備えることが重要です。

身体面だけではなく精神面での不安などは血圧や心拍数上昇などに関連し、心臓に負担がかかるため、不安を和らげ安楽な呼吸ができるよう、精神的なサポートをすることも大切です。

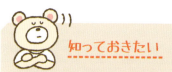

知っておきたい
術中の輸液の目的

どんな手術であれ、術中には輸液を行うのが基本です。輸液の目的は主に以下の5つで、水・電解質バランスを補正するために行われます。
① 術前の脱水に対する補液
② 術中の維持輸液
③ 出血による血管内容量の変化に対する補液
④ 血管外への移行や麻酔に対する血管拡張にともなう循環血液量不足への補液
⑤ 不感蒸泄に対する補液

術前に確認したいポイント

● 一般的に行う術前のアセスメント項目

- ☐ 体重の増減
- ☐ 呼吸機能の状態
  [SpO₂値、呼吸数、呼吸音、呼吸困難感の有無]
- ☐ 心機能の状態
  [心拍数、心雑音の有無、不整脈の有無]
- ☐ 浮腫の有無と部位、程度
- ☐ 飲水量
- ☐ 食事制限内容
- ☐ 尿量、尿回数
- ☐ 脱水症状の有無
- ☐ 排便の有無、性状
- ☐ 処方内容
- ☐ 検査データ
- ☐ 胸腹部レントゲン画像、CT画像
  [うっ血や胸水など]
- ☐ 心エコー
  左心室の壁の厚さから心肥大の有無と左心室の収縮機能を評価
  [心室中隔厚（IVST）、心後壁厚（PWT）、左室駆出率（EF%）、MR、拡張末期径(Dd)／収縮末期径(Ds)、一回拍出量（SV）］　　　など

＋

● Bさんの場合

- ☐ 動作後のバイタルサイン
  [血圧や心拍数、呼吸数など]
- ☐ 栄養状態
  [食事摂取状況や身体所見]
- ☐ 肺炎予防ができているか
  [排痰コントロール、感染予防ができているかなど]

個々人がもつリスクによって観察すべき項目も変わってくる。

術後

術後には手術侵襲によって、体にさまざまな変化が起こります。継時的な観察をすることで「尿量が減ってきているな」「血圧が低下してきたから尿量が減る可能性があるな」といった"傾向"をとらえることで、早期に異常を発見できます。

特に手術侵襲による
①循環血液量減少と血圧低下
②不整脈
③呼吸への影響
に注意が必要です。

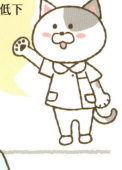

事例

僧帽弁形成術後のBさん

Bさんは入院して3日後に僧帽弁形成術を行い、未覚醒・挿管下でICUへ帰室しました。術中の出血も少量で、問題なく手術が行われました。

術後、出血量は少量で、3γ程度の昇圧剤を投与し循環動態は維持していました。鎮静薬はプレセデックス®を使用し、RASS：－2～－3で経過しました。

術後胸部レントゲン上ではうっ血が軽度あり、利尿剤を使用し反応は良好でしたが、痰も多いことから速やかな人工呼吸器からの離脱が難しい状況でした。刺激でバッキングがみられ、時々顔をしかめ、創部のあたりをさする動作がみられ始めました。

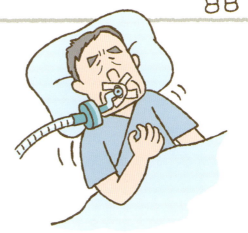

❶ 循環血液量減少と血圧低下をチェック

術直後は手術侵襲により<mark>血管透過性が亢進し、循環血液量が減少しやすくなっています</mark>。モニタリングを行い、循環が保たれているか、こまめにバイタルサインの数値を観察することが大切です。

全身の循環を確認するためには<u>瞳孔所見</u>や<u>末梢循環不全の有無</u>を観察します。足背動脈の触知の有無や左右差がないか、皮膚の色調も注意してみましょう。血液と酸素が全身に行き渡ることが重要であるため、SpO_2や動脈血ガス分析で酸素化やHb値を確認します。

■ 体液の移動による循環への影響に注意

術後、血管外に移動した体液は回復期と呼ばれる数日の期間を経て、リンパ系を介して血管内に戻ります。この期間を<u>利尿期</u>といいます。

このとき、心機能が低下している患者さんなどでは、利尿期の負担によって肺うっ血や心不全を起こすことがあります。Bさんの場合も、胸部レントゲン上でうっ血がみられます。循環血液量の減少にともない尿量が減少する点を考慮し、利尿剤を投与してうっ血を改善する必要があります。利尿剤を使用するためにはある程度の血圧が必要になるため、値によって昇圧剤や輸液負荷などを検討します。

また、腎機能が低下している場合にも、排泄が十分にできず、溢水(いっすい)状態となることがあります。in-outバランスとともに中心静脈圧（CVP）や頸静脈怒張の有無や腎機能を評価します。

さらに、循環血液量が減少すると脳への血流が減少するため、術後せん妄が誘発されやすくなります。Bさんは高齢でもあるため、意識レベルや鎮静レベルを観察しながら、せん妄の誘発因子である痛みのコントロールをして、循環動態や意識の安定化を図ります。

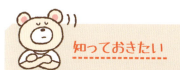

知っておきたい

術後出血が多い場合は？

出血が多い場合は、出血性ショックに至るため、多量の輸血や循環血液量を維持するための輸液投与が必要になります。また、動脈血ガスを採取しHb値やHt値、酸素化を観察し、呼吸・循環動態への影響をとらえ、対応することが大切になります。

❷ 不整脈を招く因子をチェック

周術期に起こる不整脈の要因には、右図のものなどが挙げられます。Bさんはドレーン出血量においては問題ないようですが、血液ガス分析により経時的に電解質などを確認する必要があります。カリウム、カルシウム、マグネシウムなどの電解質は心筋収縮運動に関わっているため、手術侵襲(しんしゅう)により血液中の電解質バランスが崩れると不整脈が起こりやすくなります。また利尿期に尿量が増えると、カリウムの値が下がることもあるので注意しましょう。

またBさんのケースでは疼痛(とうつう)が出てきてい

● **不整脈を招く要因**

- 循環血液量の減少
- 出血
- 電解質や酸塩基平衡の不均衡
- 低体温
- SIRS（全身性炎症反応症候群）　　など

るため、疼痛による血圧上昇や心拍数の増加などを起こす可能性があります。不整脈を招きやすくなるため、疼痛コントロールが重要になります。

❸ 呼吸への影響をチェック

術後は早期人工呼吸器からの離脱を目標に援助していきますが、侵襲により生体の酸素需要は増加し、回復に向けて酸素消費も高まります。そのため、術後、患者さんの呼吸数は増加する傾向にあります。そのほか呼吸数が増加する要因となるのはP125の図のとおりです。

Bさんの場合、うっ血所見があることや喫煙歴があることから痰が多く、酸素化に影響を与えるリスクがあると考えられます。動脈血ガス採血を行い、酸素化能（PaO_2/FiO_2比）やHb値を確認します。貧血が進んでいるときは赤血球の輸血を投与し、酸素化能が低いときは適切な酸素投与ができるよう人工呼吸器設定の調節などを行います。自発呼吸の程度や覚醒状況、呼吸数や呼吸音を聴取し、原

因検索をすることも大切です。

■ 疼痛の有無も呼吸に影響する

またBさんは咳嗽により創部痛が出現したのか、顔をしかめ創部をさする動作がみられます。ここから痛みがあると予測できます。意思疎通ができるときは患者さんに確認し、早期に鎮痛薬の投与を行います。痛みが出現すると浅呼吸になり、呼吸数が増える傾向があります。痛みは交感神経系も高めるため心拍数や血圧の上昇にもつながります。バイタルサインを測定するときは、安楽な呼吸ができるよう患者さんの表情や動作、人工呼吸器との同調性を観察することや、数値とあわせて痛みがないか、頻呼吸になっていないか、痰が増加していないか、尿がきちんと排泄されているかをポイントとしてアセスメントすることが異常の早期発見につながります。

● 呼吸数が増加する要因

- 疼痛
- 代謝性アシドーシス
- 酸素供給量の低下
- ガス交換障害

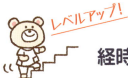

経時的な変化の観察が異常の早期発見につながる

バイタルサインを測定し、異常の早期発見につなげるためには、ある程度の経験が必要です。正常値を知っておくことは誰にでもできることかもしれませんが、異常を早期発見するためには現状を正しくとらえ、継続して患者さんの変化を観察していくことが必要です。「手術が終わったから安心」「人工呼吸器から離脱できたから大丈夫」ではなく、安定している現状をとらえながらも、正常から逸脱することが体にどのような影響を与えるかということを考えて、患者さんを継時的に観察していくことが重要です。特に術後は循環動態が変動しやすいため、モニター管理が欠かせません。

実際、医師の指示範囲内であったとしても、少しずつSpO_2値が低下傾向になる場合もあります。また、ぎりぎり指示範囲には入らないけど「見た目の呼吸が苦しそうだな」「活気がないな」「尿量が減ってきているな」とわかる状況もあります。そのとき、ほかのバイタルサインの数値とあわせてみることで、たとえば「心拍数と呼吸数が増えていたのは体温が上昇してきたからなんだな」という思考につながります。

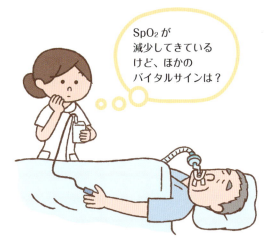

経験が浅くてはじめはうまく対応できなくても、観察したときに「あれ、何か違う」と感じて他者に伝えることで異常の早期発見につながる。「おかしい」と感じたらすぐに相談できるよう、日ごろからのスタッフ同士の関係構築も重要。

3 検査後

> 内視鏡検査や造影検査といった侵襲的な検査後には、注意して観察すべきポイントがあります。今回は内視鏡検査・ERCP・血管造影の3つの検査について紹介します。

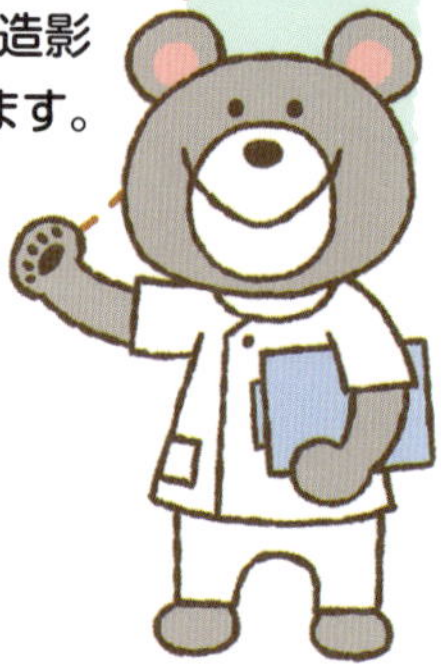

内視鏡検査
どんなことが起こりうる？

基本的な内視鏡検査・治療には右図のような種類があります。ここでは**上部・下部消化管内視鏡による検査**について説明します。内視鏡検査における合併症はさまざまで、疼痛、嘔気、発熱などが挙げられますが、これらはほとんどが自然軽快します。そのため、問題となる偶発症は**出血、穿孔**です。帰室直後、30分後、1時間後と経過を追ってみていきましょう。

注意が必要な偶発症❶ 出血

==検査後の出血は、内視鏡検査時の手技による損傷や治療にともなうもの、止血時の不十分な止血にともなう再出血などが原因です。==出血の自覚症状がほとんどなく経過するものの、全血液量の20％の量を超えると出血性ショックに陥る恐れがあります。

吐血や下血の場合は出血の状況を確認できますが、少量ずつの出血の場合は目で見て確認することが不可能なため、バイタルサインの変化から状態の予測を行うことが重要です。

■ **バイタルサインの変化をみる**

呼吸、脈拍、血圧、体温、意識レベルといったバイタルサインの評価を行い、**血圧の急激な低下、呼吸数の増加、脈拍数の増加**を認めた場合、プレショック状態と考えて対処します。ショックを疑う場合には、ショックの徴候（ショックの5P→P127右中図）の観察を行います。

■ **吐血や下血・血便の有無を確認する**

吐血や下血を認めた場合は、**出血の性状や量**の観察を行います。

● **内視鏡検査・治療の種類**

〈内視鏡検査〉
- 上部消化管内視鏡検査（食道、胃、十二指腸）
- 下部消化管内視鏡検査（小腸、大腸）
- 内視鏡的逆行性胆道膵管造影（ERCP）

〈内視鏡治療〉
- 内視鏡的粘膜下層剥離術（ESD）
- 内視鏡的粘膜切除術（EMR）
- ポリープ切除術（ポリペクトミー）
- 内視鏡的止血（熱凝固法、機械法、局注法など）　など

出血してから吐血までの時間によって、血液の色は変化します。上部消化管出血の場合、胃酸によって黒色化します。しかし、食道や胃内の出血であっても、早期の出血や多量の出血の場合は鮮血色となります。

下血・血便は消化管からの出血が肛門から排出されることをいいます。下血は主に上部消化管からの出血でみられ、タール便（黒色）となります。

一方、血便は下部消化管からの出血でみられ、近位結腸からの出血では暗赤色の血便、遠位結腸や直腸、肛門部からの出血では赤色の鮮血便となることが多いです。

注意が必要な偶発症❷ 穿孔

穿孔の原因には、内視鏡検査にともなう手技によるものや、挿入困難症例などの内視鏡検査自体によるものがあります。

穿孔部位によっては、隣接する各種臓器へも影響を及ぼします。食道穿孔の場合、皮下気腫・縦隔気腫や縦隔炎へとつながってしまう恐れがあります。また、胃穿孔では腹腔内への胃液の漏出による化学的炎症性の急性腹膜炎、腸管穿孔では腸内細菌を含む腸液の漏出による細菌性の急性腹膜炎を起こすことがあります。

穿孔により腹腔内にフリーエア（遊離ガス）が増加すると、腹腔内圧上昇による神経性ショックや、横隔膜挙上にともなう呼吸抑制のリスクも高まります。

■ 食道穿孔の疑いがある場合

胸痛・心窩部痛がないか、あるいはその程度を確認します。また皮下気腫を見抜くために触診による握雪感の確認、縦隔気腫がないかを見抜くための胸部聴診による捻髪音（ファインクラックル）の確認も行います。

出血の確認ポイント

- ☐ バイタルサインの変化
  - 血圧の急激な低下
  - 呼吸数の増加
  - 脈拍数の増加
- ☐ 吐血や下血・血便の有無
  - 出血の性状、便の性状
  - 出血量

● ショックの5P

① 蒼白 ………… Pallor
② 虚脱 ………… Prostration
③ 冷汗 ………… Perspiration
④ 脈拍触知不能 … Pulselessness
⑤ 呼吸不全 ……… Pulmonary Insufficiency

穿孔の確認ポイント

〈食道穿孔〉
- ☐ 胸痛、心窩部痛の有無・程度
- ☐ 触診時の握雪感の有無
- ☐ 聴診時の捻髪音の有無

〈胃・腸管穿孔〉
- ☐ 腹痛の有無、程度・部位
- ☐ 腹膜刺激症状の有無

■ 胃・腸管穿孔の疑いがある場合

腹痛の訴えがある場合、急性腹膜炎を念頭に置き、腹痛の程度や部位の確認、腹膜刺激症状の有無を観察していきます。腹膜刺激症状は、腹部全体が板のように硬く触れる板状硬や、手のひらでゆっくり圧迫後、急に離したときに強い疼痛を訴える反跳痛（ブルンベルグ徴候）などの観察を行います。

ERCP Endoscopic Retrograde Cholangiopancreatography

どんなことが起こりうる？

ERCPは、総胆管結石や胆膵系の悪性腫瘍の精査や病理診断、治療を目的として実施されます。ERCPにともなう偶発症は右図のとおりです。今回は最も頻度が高く重症化しやすい<u>急性膵炎</u>について説明します。

注意が必要な偶発症 急性膵炎

ERCP後に急性膵炎を発症するものは、ERCP全体の2〜5％といわれています。原因としては、検査による乳頭浮腫や膵管攣縮（れんしゅく）により膵液の流出障害が起こることや、造影剤による直接刺激、造影剤注入時の逆行性感染などが考えられています。

急性膵炎が重症化した場合は、膵酵素の逸脱による影響が全身へと及び、意識障害や呼吸不全、ショックにつながります。急性膵炎の10〜20％は重症化し、重症例の死亡率は約10％といわれます。ERCP後に<u>上腹部痛</u>、<u>嘔気</u>があった場合は急性膵炎を疑い、医師への報告が必要です。

■ 腹部全体の状態やバイタルサインをみる

腹部の診察では視診、聴診、触診、打診の順で行います。==腹痛に加えショック症状がみられる場合は、緊急度が高くなります。==顔面蒼白（そうはく）、チアノーゼ、冷汗などのショックの徴候がみられる場合は、速やかに血圧、心拍数、呼吸数、体温、意識レベルなどのバイタルサインを測定します。

急性膵炎により膵液が血液中へ逸脱した場合、胸水や腹水貯留を招き、呼吸状態が悪化することが考えられます。そのため、<u>呼吸苦の有無</u>や<u>呼吸音聴取</u>、<u>SpO_2のモニタリング</u>

を行い、腹部膨満、腸蠕動の低下といった<u>腹水貯留の徴候</u>がないかといった点も確認します。また、重症の急性膵炎では過剰な炎症により全身の血管透過性が亢進し、血漿成分の血管外漏出が起こって体液が膵周囲や後腹膜腔などに移行することがあります。膵炎の症

● ERCPで起こりやすい偶発症

- **急性膵炎**
- 穿孔
- 急性胆道感染症
- 麻酔剤や造影剤などの薬剤による副作用

確認したいポイント

- ☐ 上腹部痛の有無
- ☐ 嘔気の有無
- ☐ ショック症状の有無
- ☐ バイタルサインの変化
  - ● 呼吸状態　● 循環状態
- ☐ 腹水貯留徴候の有無
- ☐ 血液検査のアミラーゼ値
- ☐ 乏尿・無尿の有無

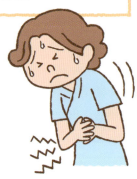

膵炎による腹痛の場合、病変部位に一致した持続的な腹痛であることが多い。問診で、痛みの部位、起こり方、性状、随伴（ずいはん）症状などを確認する。

状があり、血圧低下や頻脈が起こった場合は、循環血液量が減少している可能性が考えられます。

■急性膵炎ではアミラーゼ値に注意

急性膵炎の場合、アミラーゼ値が正常値より3倍以上（約300IU/L以上）上昇します。そのため、検査1時間後と2時間後に血中アミラーゼ値を測定します。それにより、安静度、飲水や内服薬投与の可否が示されます。乏尿・無尿の有無を確認するとともに血液データも参照し、腎機能障害を早期に発見します。

■急性膵炎への対応

急性膵炎の特徴である持続する上腹部痛は、背中を丸めると痛みが和らぐため、前屈位をとってもらいます。また痛みが強い場合は、非麻薬性鎮痛薬の投与を行い、苦痛の緩和に努めます。

さらに膵酵素の活性化を阻害するために蛋白分解酵素阻害薬の大量投与（フサン®240mg/日）を行います。また、腸内細菌の全身への播種を予防するために、絶飲食、または経過によっては経鼻十二指腸チューブによる経腸栄養を行います。循環血漿量が減少している場合は、3000mL/日以上の十分な補液管理が必要になります。

急性膵炎と診断された場合、48時間以内にくり返し重症度判定が行われます（下図参照）。なお、急性膵炎によるサイトカインの惹起にともない（あるいは急性腎不全や呼吸不全に合併し）多臓器不全を呈した場合は、抗菌薬持続動注療法や持続的血液濾過透析が必要になり、ICU管理での集中治療が必要となります。

急性膵炎の重症度判定の方法

● 厚生労働省急性膵炎の重症度判定基準と重症度スコア

	重症度判定基準	重症度スコア
予後因子①	ショック 呼吸困難 神経症状 重症感染症 出血傾向 Ht ≦ 30% BE ≦ －3mEq/L BUN ≧ 40mg/dL（or Cr ≧ 2.0mg/dL）	各2点
予後因子②	Ca ≦ 7.5mg/dL FBS ≧ 200mg/dL PaO_2 ≦ 60mmHg LDH ≧ 700IU/L 総蛋白 ≦ 6.0g/dL プロトロンビン時間 ≧ 15秒 血小板 ≦ 10万/mm^3 CT Grade IV / V	各1点
予後因子③	SIRS診断基準における陽性項目数 ≧ 3 年齢 ≧ 70歳	2点 1点

厚生労働省の重症度判定基準と重症度スコアに基づいて "0" ～ "27" までの値を入力し、重症度を判定する。

厚生労働省（2008）を元に作成

値を計算

● 急性膵炎の重症度分類

厚生労働省の重症度スコア	Stage
0	0（軽症）
1	1（中等症）
2～8	2（重症I）
9～14	3（重症II）
15～27	4（最重症）

血管造影
どんなことが起こりうる？

　血管造影は、撮影すべき血管につながる<mark>血管に挿入したカテーテルを介して静注造影剤を注入することで、血管内病変（狭窄、閉塞、動静脈奇形やその他の血管奇形、動脈瘤、解離など）を明らかにする検査</mark>です。**橈骨動脈・上腕動脈・大腿動脈**などからカテーテルを挿入し、放射線透視下で検査する部位まで送ります。一般には心臓・肺・脳・および下肢の血管の詳細な像を得られます。

■ 血管造影で起こりやすい合併症

　血管造影で起こりやすい合併症としては、局所麻酔や造影剤投与による**薬剤アレルギー**、穿刺部の**出血**や**血腫**、カテーテル操作による**血管損傷**、**血栓・塞栓症**などがあります。急変につながる合併症もあるため、帰室直後、1時間後、2時間後と経過を追ってみていきましょう。特に心臓カテーテル検査では、心電図モニターを装着し、継続的な観察を行います。

注意したい合併症❶
薬剤アレルギー

　カテーテル検査で使用される局所麻酔や造影剤によって、**薬物アレルギー**を発症する場合があります。頻度が高く軽いものでは、**くしゃみ**、**眼球結膜の充血**、**浮腫**、**発疹**、**嘔吐**などを発症します。重症になると**血圧低下**、**喉頭浮腫**、**ショック**などが起こります。

　このアレルギー反応では、アナフィラキシーショックとなることも少なくありません。<mark>患者さんのわずかな変化も見逃さないよう、観察することが重要です。</mark>特に**あくび**は、血圧低下の前兆となることが多いため注意しま

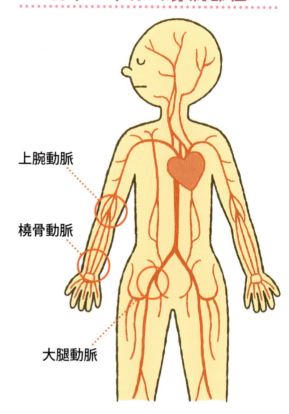

カテーテルの穿刺部位

- 上腕動脈
- 橈骨動脈
- 大腿動脈

薬剤アレルギーの確認ポイント
☐ アレルギー症状の有無
- くしゃみ
- 眼球結膜の充血
- 浮腫
- 発疹
- 嘔吐　　など

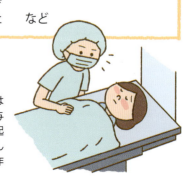

アレルギー症状は通常、造影剤投与直後の検査中に起こることがほとんどで、即時性副作用といわれる。

しょう。

　重篤化を予防するために、初期徴候を察知した場合には直ちに医師へ報告し、検査を中断することも必要です。

■ 検査後に起こる可能性もある

　まれですが、造影剤使用後数時間から数日後に起こる遅発性アレルギーも存在します。症状は軽いことが多いですが、ショックとなることもあります。検査後も観察を行うとともに、患者さんの訴えがあった場合は遅発性アレルギーの可能性も考えます。

注意したい合併症❷　出血・血腫

　カテーテル検査後の出血は主に皮下へのものですが、ときに**仮性動脈瘤**が発生することもあります。カテーテル検査後は、**穿刺部の出血や血腫の有無、血圧低下、穿刺部の皮膚色不良や足背動脈触知（しょくち）の有無**を確認しましょう。

　大腿動脈を穿刺した場合、血腫は通常、鼠径部より下側の大腿部に広がりますが、鼠径部より頭側の後腹膜腔に広範に血腫が広がった場合には、相当量の出血が起こっていることが考えられます。血圧低下の有無や脈拍数の増加など、**出血性ショックの徴候についても観察しましょう**。

注意したい合併症❸　血栓・梗塞

　カテーテルによる動脈の損傷や、血管の内腔やカテーテルの周囲に生じた血栓の血管内での脱落・移動によって、動脈で**末梢動脈塞栓**、静脈では**肺動脈塞栓**が起こる場合があります。血栓量が多いと重症化しやすく、下肢・上肢動脈血栓症、脳梗塞、肺塞栓などが報告されています。

　血栓が詰まる部位によって出現する症状は異なります。下肢・上肢動脈血栓症や脳梗塞が疑われる場合は右の項目について観察が必要です。肺塞栓はまれですが、突然の呼吸困難、頻呼吸など、特に**呼吸状態の変化**について観察します。

出血・血腫の確認ポイント
- ☐ 穿刺部の出血・血腫の有無
- ☐ 血圧の低下
- ☐ 穿刺部の皮膚色不良
- ☐ 足背動脈触知の有無
- ☐ 疼痛（とうつう）の有無
- ☐ 下肢のしびれ　　　など

血栓・塞栓の確認ポイント
〈下肢・上肢動脈血栓症〉
- ☐ 突然の疼痛の有無
- ☐ 末梢の感覚低下の有無
- ☐ 皮膚色の変化
- ☐ 末梢動脈触知の有無

〈脳梗塞〉
- ☐ 血圧の変動
- ☐ 意識レベルの低下
- ☐ 麻痺の有無
- ☐ 神経症状の有無　　　など

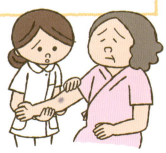

局所の血腫がみられたときは、静脈血栓の形成や神経障害の可能性もあるため、疼痛の有無や下肢のしびれについても観察する。

1 輸血

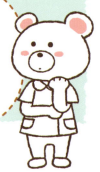

輸血では、さまざまな副作用が起こる可能性があります。重大な副作用を見逃さないよう、輸血前から輸血後まで、継続して観察を続けることが大切です。

どんなことが起こりうる？

輸血は血液という臓器を人へ移植する臓器移植です。血液には血液型があり、<mark>異なる血液型を輸血すると危険な副作用が出現します</mark>。また同じ血液型でクロスマッチテストを行っていても、副作用が出現する場合があります。そのため、輸血を行う前の確認、投与中のバイタルサインの観察が大切です。

輸血は、外傷や手術などで血液や体液がなくなってしまったときに酸素運搬能の改善、循環血液量の増加、血清浸透圧の維持、凝固能、感染防御能の改善のために行います。また、血液疾患による造血機能障害でHbの低下や凝固因子の欠乏が起きた場合にも、輸血は実施されます。

輸血は**赤血球**と**新鮮凍結血漿**、**血小板濃厚液**の3種類です。このうち赤血球の製剤には「照射赤血球液-LR（Ir-RBC-LR）」と記載されたものがあります。「Ir」は放射線を照射したという意味、「LR」は白血球を除去したという意味です。製剤に放射線を照射する目的は、**移植片対宿主病**（GVHD）という副作用を防ぐことにあります。放射線により、リンパ球をはじめとする白血球を死滅させることでGVHDを予防します。

● 輸血製剤の分類

● 赤血球
（RBC：Red Blood Cells）
（RCC：Red Cells Concentrate）
末梢循環への酸素を充分に供給するためのHbを投与する目的がある。

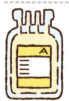

● 新鮮凍結血漿
（FFP：Frozen Thawed Red Cells）
凝固因子が減少したときに止血効果を得る目的がある。

● 血小板濃厚液
（PC：Platelet Concentrate）
血小板が減少したときに補充を行い、止血効果を得る目的がある。

輸血投与前後に注意したいのは副作用

輸血投与中に最も起こりやすい異常は**副作用**です。投与直後から現れる副作用と、時間が経過してから現れる副作用があります。

急性溶血性副作用は早期発見しやすいため、特に注意して観察を行いましょう。輸血直後から現れるので、輸血直後、輸血投与5分後、15分後は必ずバイタルサインの測定と副作用症状を観察します。

● 輸血後に起こりやすい副作用

診断名	主な原因
① アレルギー反応（重症）	患者さんの血液中の IgE と輸血製剤中の抗原が反応して起こる。
② 輸血関連急性肺障害（Transfusion-Related Acute Lung Injury：TRALI）	輸血中に含まれる血液提供者の白血球抗体（HLA 抗体・HNA 抗体）によって輸血の提供を受けた人の好中球が活性化され、肺毛細血管の血管透過性が亢進し、肺水腫、呼吸困難を起こす。
③ 輸血関連循環負荷（Transfusion Associated Circulatory Overload：TACO）	循環負荷のための心不全であるとされている。
④ 輸血後GVHD（Post-Transfusion graft-versus-host disease）	輸血中に含まれる血液提供者のリンパ球が輸血の提供を受けた人の血液中で増殖し、組織を障害する。
⑤ 輸血後紫斑病（Post-Transfusion-Purpura：PTP）	血液をもらう人が持っている HPA 抗体が輸血された血小板を破壊する。解明されていない原因が多い。
⑥ 急性溶血性輸血副作用	患者の血液型と投与する血液型が異なったときに生じる。赤血球の溶血により高 K 血症、代謝性アシドーシス、DIC、肺水腫が起こる。
⑦ 遅発性溶血性副作用	過去の輸血で不規則抗体が産生され、対応抗原が陽性の赤血球が輸血されると溶血反応をきたす。
⑧ 細菌性感染症	血液製剤に細菌が繁殖することで起こる。
⑨ 発熱性非溶血性輸血後副作用	血液製剤にサイトカインが産生されて起こる。
⑩ その他	感染症（HCV・HBV・梅毒など）が起こることもある。

「OPE nursing」（vol.26 no.12(1331)/2011 年 /P48-49）を参考に作成

知っておきたい

出血した際の輸液・輸血の使用方法の目安

出血量（循環血液量比）	使用する輸液・輸血	備考
15 ～ 20%	細胞外液を 2 ～ 3 倍量（乳酸・酢酸リンゲル液）	無輸血
20 ～ 50%	人工膠質液（ヘスパンダー・デキストラン）、Hb 6g/dL 以下では輸血はほぼ必須	赤血球低下による酸素供給量が低下することが予測された場合は赤血球濃厚液を投与
50 ～ 100%	上記に加えて、等張アルブミン製剤（5%アルブミン製剤）	血清 Alb 値低下による肺水腫・循環血液量低下の予防・対処として使用
循環血液量以上の大量出血または100mL/hの急速輸血が必要な場合	上記に加えて、新鮮凍結血漿や血小板濃厚液の投与	血小板・凝固因子減少による出血傾向に対して使用するとともに、循環血液量の増加、血球成分の増加が目的

「血液製剤の使用指針」（厚生労働省医薬食品局血液対策課 /2002 年）を参考に作成

輸血前後での変化を観察することが重要

輸血の副作用は、誰にでも出現する可能性があります。副作用が現れる場合、多くは**血圧の上昇**や**頻脈**、**呼吸数の増加**などが顕著です。ただしそれが輸血の副作用なのか、違う原因なのかを確かめる必要があります。

そのためには<mark>輸血前の状態をアセスメントし、輸血中から輸血後に変化があったのかを観察することが必要です</mark>。あわせてほかの副作用が現れているかどうかを確認しましょう。**掻痒感（そうようかん）**や**呼吸困難**などの自覚症状があるか、**蕁麻疹**や**発疹**、**尿の色の異常**などの他覚症状があるか、ほかのバイタルサインに異常がないかを観察します。

輸血前後の変化をみる

輸血前

どのバイタルサインに異常があるか？

出血した場合には、循環血液量が減って血圧が下がったり頻脈になったりする。そのため、輸血により循環血液量を是正する必要がある。

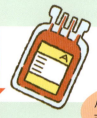

輸血後

バイタルサインは改善されているか？

循環血液量が補充されれば血圧は上昇し、脈拍数は減少して正常になる。しかし血圧上昇は副作用の可能性もあるため、そのほかの副作用の症状が出ていないかなどを確認する。

アセスメントのポイント

① 輸血前

輸血前には、輸血後に症状やデータが改善されたかを確認するための情報を集めます。そのため、<mark>輸血投与前には輸血の目的に沿った観察が必要</mark>になります。出血による循環血液量の補充なのか、血液疾患による凝固因子の補充なのか、輸血の目的を明確にしておきましょう。

■輸血の目的にあわせて観察を行う

臨床で遭遇しやすい、出血に対する循環血液量の補充のケースを考えます。この場合、出血によるHbの低下や循環血液量の減少の影響を意識した観察が必要です。Hbの低下、循環血液量の減少によって脳血流が低下しや

血液疾患による凝固因子の補充が目的の場合は、出血傾向の有無として皮下出血の増加、脳出血、デバイス挿入部からの出血、鼻出血などを観察します。

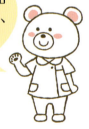

すくなるため、まずは**意識障害**が生じていないかを確認します。さらに**血圧・脈拍（心拍）・体温・呼吸数・SpO_2**を確認します。循環血液量の低下にともなって血圧が低下しますが、血圧低下の代償として脈拍数が上昇し、頻脈になります。末梢血管を収縮することで

血圧を維持しようとするため、手足は冷たくなります。また細胞に酸素などが届かず、熱産生が低下すれば、体温も低下します。また、出血によるHbの低下は低酸素を引き起こし、呼吸困難や頻呼吸が起きます。

次に、**出血量とその血性度**を確認します。術後の出血の場合はドレーンからの出血量と血性度を確認します。ドレーンからの出血量が100mL/h以上で排液の色が赤い場合は、術後出血と考えられます。

検査データは輸血の目的を自分自身で確認するとともに、輸血後に改善したことを把握できるよう、確認しておきます。

❷ 輸血の準備・投与直前

副作用予防のため、輸血投与する直前には、**輸血と患者さんの血液型が一致しているか**を確認します。医療安全管理から患者さんのネームバンドと輸血製剤を照合し、機械による確認を行います*。また投与直前にベッドサイドで看護師同士のダブルチェックを実施するなど、厳重な管理が必要です。患者さんにも名乗ってもらうといった協力を得ます。

■ラインを適切に選択する

輸血の効果を損なわないために、適切にラインを選択することが重要です。輸血では感染のリスクがあるため、末梢静脈ルートから輸血を行い、単独投与が原則です。ほかの薬剤と同じルートから投与すると、配合変化の原因となります。たとえば、カルシウムイオンと混じることでフィブリンを形成したり、RBCでは浸透圧の高いブドウ糖液と一緒に投与すると赤血球が溶血したりする場合があります。また、輸血投与の際は専用のラインを使用しましょう。専用のラインにはフィルターがあり、フィブリンなどの投与を防ぎます。

輸血前に確認したいポイント
- ☐ 全身の状態（意識状態）
- ☐ 血圧
- ☐ 脈拍（心拍）数
- ☐ 体温
- ☐ 呼吸数
- ☐ SpO_2
- ☐ 出血量・血性度
- ☐ 検査データ
  - ● RBCを投与する前にHb
  - ● 血小板濃厚液を投与する前にはPLT
  - ● 新鮮凍結血漿を投与する前にはAPTT、PT

輸血直前に確認したいポイント
〈輸血準備〉
- ☐ 投与する血液製剤の種類
- ☐ 患者さんの血液型
- ☐ 交差適合試験の実施の有無
- ☐ 患者さんの輸血同意書の有無

〈投与直前〉
- ☐ 輸血と患者さんの血液型が一致しているかどうか

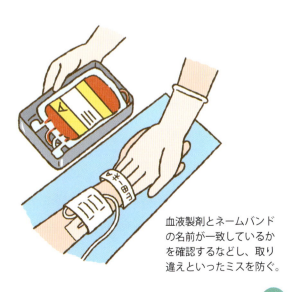

血液製剤とネームバンドの名前が一致しているかを確認するなどし、取り違えといったミスを防ぐ。

---

* 東京都済生会中央病院の場合

③ 輸血投与中・投与後

輸血開始直後は患者さんのベッドサイドから離れず、副作用の観察を行います。投与した直後に副作用が現れる可能性があるので、輸血開始時にはゆっくりと投与します。

輸血開始後5分間は、ベッドサイドで患者さんの観察を行います。ただし、救命目的で輸血を要する患者さんでは急速輸血を行います。輸血投与中は意識が清明でないことが多く、自覚症状から不適合輸血を疑うことは難しいでしょう。そこで、**呼吸数・血圧・脈拍数・SpO₂** などのバイタルサインの確認が大切になります。また**赤褐色尿**が早い段階から

> **輸血投与中に確認したいポイント**
> ☐ 呼吸数
> ☐ 血圧
> ☐ 脈拍（心拍）数
> ☐ SpO₂　など

● 血液製剤による副作用の診断項目

診断名	発熱	悪寒	熱感	掻痒感	発赤	発疹	呼吸困難	悪心	胸痛	頭痛	血圧低下	血圧上昇	動悸	血管痛	意識障害	赤褐色尿	その他
① アレルギー反応（重症）				●	●	●	●				●				●		
② 輸血関連急性肺障害	●						●				●						
③ 輸血関連循環負荷							●					●	●				
④ 輸血後 GVHD	●				●	●		●					●				
⑤ 輸血後紫斑病																	出血斑
⑥ 急性溶血性輸血副作用	●	●					●	●	●		●		●	●		●	
⑦ 遅発性溶血性副作用	●	●					●	●			●		●			●	
⑧ 細菌性感染症	●						●	●			●	●					
⑨ 発熱性非溶血性輸血後副作用	●	●					●										

症状発現の有無（あり…●）

現れることもあるので、膀胱留置カテーテルの挿入・導尿を行って尿の色をみることで、不適合輸血の早期発見に努めます。

投与後は副作用の出現がないか、輸血投与前の異常なバイタルサインが改善されたか、検査データが改善されたかを確認します。

輸血開始直後の観察と輸血開始5分後、15分後の観察で、アレルギー反応や急性溶血性輸血副作用のないことを確認した後にも、発熱・蕁麻疹などのアレルギー症状が現れることがあります。その後も適宜観察を続けて早期発見に努めます。

■ 副作用の疑いがある症状が出たら

輸血による副作用と考えられる症状を認めた場合は直ちに輸血を中止しリーダー看護師・先輩看護師・医師に報告をしましょう（対応は下図を参照）。

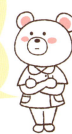

早期に出現する副作用だけでなく、ゆっくりと出現する副作用もあります。自分の勤務だけでなく次の勤務者にも輸血の実施について申し送りをし、副作用が現れていないかを確認します。

発現時間の目安 （輸血開始後）	治療
24時間以内	軽症の場合は抗ヒスタミン薬の投与。 アナフィラキシーの場合はエピネフリン®0.3mgを筋注する。 抗ヒスタミン薬、副腎皮質ステロイド、β2遮断薬なども併用する。
6時間以内	原因製剤を中止し、アレルギー反応に準じて治療する。 呼吸管理（人工呼吸器管理も考慮）。 血圧が低下した場合は昇圧剤を使用する。
6時間以内	輸血の中止と利尿剤の使用、必要であれば人工呼吸器管理。
1～6週間後	有効な治療はなく、輸血用血液の放射線照射による予防が唯一の対策。
5～12日	血漿交換、ステロイドの大量投与、免疫グロブリン製剤の大量投与。
数分後～ 24時間以内	輸血の中止。乳酸または酢酸リンゲル液を急速に投与し、利尿を図る。 尿の性状と量をチェックする。 乏尿（50mL/h以下）では利尿剤を投与する。 患者さんの血液型を確認し、投与された血液型を確認する。
1～28日以内	完全な予防はないが、不規則抗体の同定が必須となる。
4時間以内	敗血症の治療に準ずる。 輸血前に血液バッグの外観をチェックし、変色していないか（黒くなっていないか）を確認することが重要。
数時間以内	発熱の原因がこれ以外に否定された場合で、血小板減少性のある症例では血小板機能に影響を与えないアセトアミノフェンを使用する。

『輸血副作用対応ガイド Version1.0』（日本輸血・細胞治療学会 輸血療法委員会/2011年）、「OPE nursing」（vol.26 No.12/メディカ出版/2011年/P47-49）を参考に作成

5 化学療法

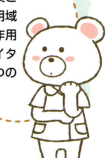

化学療法の薬は、一般薬と比較して治療域と副作用域が隣接しているため副作用の観察が重要です。バイタルサインに関連する3つの副作用を紹介します。

どんなことが起こりうる？

化学療法は、手術療法や放射線療法と並び、がんに対する主要な治療法の1つです。化学物質を用いてがん細胞の分裂を抑え、がん細胞を破壊する治療法です。化学療法は大きく分類すると、右図のように分かれます。

化学療法による副作用の予防、早期発見、対処のためには、医療者だけではなく患者さんのセルフケアがとても重要となります。患者さんが安全・確実な化学療法を受け、自分らしい生活を送りながら治療が継続できるように援助していきましょう。

● 抗がん薬の分類

- 広義の抗がん薬
  - 狭義の抗がん薬（殺細胞性抗がん薬）
  - 分子標的治療薬
  - ホルモン療法薬
  - 免疫療法薬

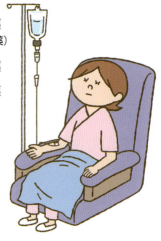

1 過敏症

過敏症とは、体内に侵入した異物に対して生態防御システムが過剰、あるいは不適当に反応することで生じるさまざまな症状の総称です。**アレルギー反応**、**インフュージョンリアクション**がこれに含まれます。

アレルギー反応は免疫学的機序による過敏性反応で、抗がん薬によるアレルギーの多くはⅠ型の反応によるものです。なかでも原因薬剤の投与から数分以内に起こる比較的急性の全身性反応をアナフィラキシーといい、全身反応が進行して末梢循環不全になるとショックに陥ります（P160参照）。

また、主に分子標的治療薬投与中または投与後24時間以内に現れる症状はインフュージョンリアクションと呼ばれ、一般の抗がん薬にともなうアレルギー反応と症状は同じようですが、初回投与時に起こりやすく、2回目以降は頻度、重症度ともに低下するなど、異なる反応を示すことがあり、アレルギー反応とは区別されています。

抗がん薬によって、過敏症のリスクや起こりやすいタイミングが異なります。投与する抗がん薬の過敏症が起こりやすい時期に、適切な観察やバイタルサインの確認が大切です。

過敏症が起こりやすい抗がん薬

● 過敏症（アレルギー反応）が起こりやすい主な抗がん薬

分類	一般名	商品名	注意点
タキサン製剤	パクリタキセル	タキソール®	初回投与時、投与開始10分以内に起こることが多い。アルコール過敏*に注意。
	ドセタキセル	タキソテール®	初回〜2回目の投与開始数分以内に起こることが多い。アルコール過敏に注意。
	カバジタキセル	ジェブタナ®	
白金製剤	シスプラチン	ブリプラチン®/ランダ®	投与開始直後から数分以内に起こることが多い。
	カルボプラチン	パラプラチン®	投与回数が8回を超えると起こりやすい。投与開始数分以内に起こることが多い。
	オキサリプラチン	エルプラット®	複数回（8〜10回）投与後、再開後1〜2回目に起こりやすい。30分以内に起こることが多い。
その他	リポソーム化ドキソルビシン	ドキシル®	投与開始30分以内に起こることが多い。
	エトポシド	ベプシド®	—
	テムシロリムス	トーリセル®	—
	L-アスパラギナーゼ	ロイナーゼ®	投与前に皮内反応試験を行うことが望ましい。

● インフュージョンリアクションが起こりやすい主な分子標的治療薬

一般名	商品名	一般名	商品名
リツキシマブ	リツキサン®	ゲムツズマブオゾガマイシン	マイロターグ®
トラスツズマブ	ハーセプチン®	モガムリズマブ	ポテリジオ®
セツキシマブ	アービタックス®	アレムツズマブ	マブキャンパス®
パニツムマブ	ベクティビックス®	オファツムマブ	アーゼラ®
ベバシズマブ	アバスチン®	ラムシルマブ	サイラムザ®
ブレンツキシマブベドチン	アドセトリス®		

各製薬会社の添付文書より引用・作成

早期発見のポイント

抗がん薬投与開始前にはバイタルサインを測定して、平常時と変化のないことを確認しておきます。また、過敏症予防のための前投薬がある場合には確実に投与しましょう。前投薬が内服薬の場合は、きちんと内服できるよう患者教育を行います。過敏症予防のため投与速度が決まっている抗がん薬では、速度にも注意が必要です。

上に挙げたものは、特に過敏症が起こりやすい薬剤です。それぞれ症状の出現時期などが異なるため、各薬剤の特徴を把握しておきましょう。

投与後の確認ポイント
- ☐ 皮膚、粘膜症状
- ☐ 呼吸器症状
- ☐ 循環器症状
- ☐ 持続する消化器症状

*パクリタキセルの製品中、ドセタキセル（一部ジェネリック薬品を除く）・カバジタキセルの添付溶解液中にはエタノールが含まれているため、アルコール過敏の患者さんでは注意が必要。

呼吸困難感や血圧低下など、アナフィラキシーショックが起こる前には<mark>前駆症状が出現することが多くあります</mark>。前駆症状としては、掻痒感（そうようかん）、蕁麻疹、紅潮、冷汗、動悸、悪心、腹痛、鼻炎様症状、咳・咽頭・口腔の違和感などがみられます。患者さんに具体的な症状を伝え、異常を感じたらすぐ報告するように伝えます。「何か変」「便意がある」など、過敏症とわかりにくい症状を訴える場合もあります。患者さんの違和感は見逃さないようにしましょう。

■ 過敏症が疑われる場合

過敏症を疑う症状を発見したら、直ちに抗がん薬の投与を中断し応援を呼びます。症状は急激に進行する場合があるため、発見者は患者さんのそばを離れないようにしましょう。薬剤がどの程度体内に入ったのか確認し、バイタルサインや症状の観察を行います。必要なら心電図モニターや酸素投与を開始します。医師の指示により薬剤投与を行い、重症化しないように速やかに対応しましょう。

そのためにはふだんから救急カートや心電図モニターの整備・点検を行い、過敏症の出現時に速やかに対応できるよう準備をしておくことが大切です。また、施設内で過敏症出現時のマニュアルを作成するなど、役割分担や医師への連絡方法などを統一しておくのもよいでしょう。

過敏症が現れた場合、患者さんは大きな不安や恐怖を感じます。迅速な対応は大切ですが医療者の声や慌ただしさが患者さんの不安を増強させてしまうこともあります。患者さんや家族に丁寧にわかりやすく説明を行い、そばに寄り添うなど不安の軽減にも配慮しましょう。

❷ 発熱性好中球減少症

殺細胞性抗がん薬の副作用として起こりやすいのが骨髄抑制にともなう血球減少です。特に白血球（好中球）が減少すると感染症が起こりやすくなります。

右図のような基準を満たした場合を発熱性好中球減少症といいます。好中球減少の程度や期間が長くなるにつれて、重症化するリスクが高まり、敗血症や敗血症性ショックへと急速に状態が悪化する場合もあります。

■ まずは感染予防が大切

使用するレジメンや今までの治療の経過から、<mark>骨髄抑制の発症時期や程度を予測しておきます</mark>。齲歯（うし）や痔など感染源となる部位があれば化学療法開始前に治療をしておくことを患者さんに勧めます。

感染症予防のためには、手洗い、口腔ケア、

● 発熱性好中球減少症

① 好中球数 500/μℓ 未満
   または 1000/μℓ 未満で 48 時間以内に
   500/μℓ 未満に低下が予測される状態
かつ
② 腋下温 37.5℃以上（口腔内温 38℃以上）
   の発熱が生じた場合

『発熱性好中球減少症（FN）診療ガイドライン 改定第2版』
（日本臨床腫瘍学会／南江堂／2017年）より

食事への注意といった<mark>患者さんが行うセルフケアが不可欠</mark>です。また異常の早期発見のためにも、自分の体調変化を観察すること、異常時には報告するように伝えることも大切です。患者さんにも理解してもらえるよう「白血球の働きが低下することでなぜ感染症が起こりやすくなるのか」といった指導をするこ

とで、患者さん自身が体調の変化や採血データに関心を示しやすくなります。また、採血後には一緒に採血データを確認したり、感染徴候の観察を行い、骨髄抑制の期間や感染徴候について指導を行います。

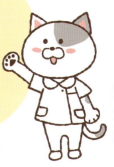

副作用によりセルフケアが不足していないかも確認を。元々できている人でも発熱、悪心、倦怠感などによりケアができなくなることがあります。

早期発見のポイント

化学療法開始後は、**白血球数**や**好中球数**の推移や**感染徴候の有無**を観察します。化学療法中は、自覚症状がなくても1日1～2回程度は定期的に**体温測定**を行うように指導しましょう。特に骨髄抑制期に悪寒や戦慄（せんりつ）を感じた場合には、体温を測定します。

がん性疼痛（とうつう）などがあり、解熱鎮痛薬やステロイドを内服している場合には、正確な体温が把握しにくく、感染症を起こしていても発熱しない場合があります。熱型パターンだけでなく、採血データや感染症状を確認するこ

投与後に確認したいポイント
- ☐ 白血球数や好中球数の推移
- ☐ 感染徴候の有無

とが必要です。

好中球が減少している時期は、敗血症性ショックへ急激に移行するリスクがあります。発熱時には体温だけでなく、血圧・脈拍・呼吸の観察も重要となります。

感染しやすい部位と主な症状

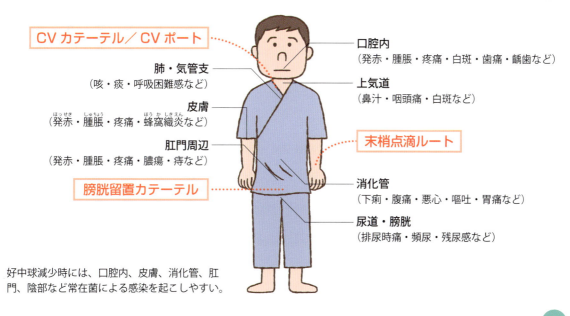

- **CVカテーテル／CVポート**
- **肺・気管支**（咳・痰・呼吸困難感など）
- **皮膚**（発赤（ほっせき）・腫脹（しゅちょう）・疼痛・蜂窩織炎（ほうかしきえん）など）
- **肛門周辺**（発赤・腫脹・疼痛・膿瘍・痔など）
- **膀胱留置カテーテル**
- **口腔内**（発赤・腫脹・疼痛・白斑・歯痛・齲歯など）
- **上気道**（鼻汁・咽頭痛・白斑など）
- **末梢点滴ルート**
- **消化管**（下痢・腹痛・悪心・嘔吐・胃痛など）
- **尿道・膀胱**（排尿時痛・頻尿・残尿感など）

好中球減少時には、口腔内、皮膚、消化管、肛門、陰部など常在菌による感染を起こしやすい。

■ 発熱性好中球減少症が出現した場合

発熱性好中球減少症の出現時には、血液培養や感染が疑われる部位の培養採取や検査を行い、感染源を確認するとともに、医師の指示に従って適切な抗菌薬治療を速やかに開始します。必要に応じて G-CSF 製剤の投与を行うこともあります。発熱による苦痛がある場合には、解熱鎮痛薬やクーリング、環境調整などを行い苦痛の緩和に努めましょう。

> CV ルートや末梢点滴ルート、膀胱留置カテーテルなど、感染の原因になる付属物がある場合などには注意して観察しましょう。

③ 高血圧

VEGF（血管内皮増殖因子）に対する抗体やVEGF受容体を阻害するタイプの抗がん薬（分子標的治療薬）では、高血圧の副作用が高頻度で起こります。高血圧の発生機序ははっきりわかっていません。起こりやすい時期にも傾向がなく、投与開始初期から起こる場合もあります。

● 高血圧の基準値（mmHg）

	収縮期血圧	拡張期血圧
Grade1	120〜139	80〜89
Grade2	149〜159	90〜99
Grade3	160以上	100以上

（出典）CTCAE

● 高血圧の副作用が起こりやすい主な分子標的治療薬

一般名	商品名	適応がん種	高血圧出現頻度
ベバシズマブ	アバスチン®	結腸・直腸がん、非小細胞肺がん、卵巣がん、子宮頸がん、乳がん、悪性神経膠腫	18.0%
ラムシルマブ	サイラムザ®	胃がん、結腸・直腸がん、非小細胞肺がん	16.1%
アフリベルセプト	ザルトラップ®	結腸・直腸がん	45.2%
ソラフェニブ	ネクサバール®	腎細胞がん、肝細胞がん、甲状腺がん	34.1%
スニチニブ	スーテント®	消化管間質腫瘍、腎細胞がん、膵神経内分泌腫瘍	59.1%
レゴラフェニブ	スチバーガ®	結腸・直腸がん、消化管間質腫瘍、肝細胞がん	29.2%
パゾパニブ	ヴォトリエント®	悪性軟部腫瘍、腎細胞がん	42.0%
アキシチニブ	インライタ®	腎細胞がん	39.3%
レンバチニブ	レンビマ®	甲状腺がん、肝細胞がん	49.7%

各製薬会社の添付文書より引用・作成

早期発見のポイント

　抗がん薬を開始する前に、高血圧の既往や内服治療を行っているかを確認します。血圧コントロールが不良の場合には、事前に専門家（循環器内科や腎臓内科など）にコンサルトして、血圧130/80mmHg以下になってから治療を開始するのが望ましいでしょう。また降圧薬治療以外にも、患者さんの生活スタイルを確認して、減塩や運動療法を行うことも勧められます。

■ 患者さんに毎日血圧を測ってもらう

　治療が開始されたら自宅でも毎日血圧測定を行うように患者指導を行います（指導のポイントは下図参照）。計測した血圧値は、血圧手帳やノートなどに日々記録してもらいます。受診時に医療者が血圧記録を確認して血圧値のフィードバックを行ったり、日々の計測を労うことが意欲の維持につながります。

■ 高血圧がみられた場合

　高血圧が出現した場合には、各抗がん薬の添付文書に沿って減量や休薬を行います。また、医師の指示により降圧薬の増量や追加を行い血圧がコントロールできるようにします。

　安静にして測り直しても収縮期血圧180mmHg以上または拡張期血圧120mmHg以上が続く場合や頭痛、悪心、意識障害をともなう血圧上昇時には、すぐに病院に連絡するように指導しましょう。また、各抗がん薬の製薬会社から「緊急時患者カード」などが出されている場合には、お財布などに収納して外出時には常に持ち歩くようにしてもらうと、かかりつけ以外の病院に緊急搬送された場合でも早期に適切な対応が可能となります。

　経口抗がん薬の場合、「治療が中断されて原疾患が悪化してしまうのでは」との不安から血圧が上昇していても連絡せずに内服を継続してしまう患者さんもいます。患者さんの不安な思いに共感しつつ、降圧剤治療を行って適切に休薬・減量を行うことで、長期間経口抗がん薬治療を継続できることを理解してもらいましょう。

第3章　状況別バイタルサイン　⑤化学療法

自宅での血圧測定のポイント

〈血圧測定のタイミング〉
① 朝起きて1時間以内
② 排尿をすませる
③ 1〜2分いすに座り安静にする
④ 内服、食事、喫煙前に測る

カフは心臓と同じ高さにし、素肌に巻く。厚手の衣服をまくり上げて測らない

手のひらを上に向けて腕の力を抜く

両足を床につけて、足は組まない

背もたれのあるいすに座りリラックスする

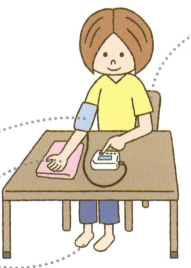

家庭血圧は左記のタイミングで測定することが望ましいが、仕事や家事などで毎朝計測するのが難しい場合には、患者さんがどの時間であれば計測が可能なのか相談する。また、家庭血圧計には上腕で計測するタイプと手首で計測するタイプがあるが、選べる場合は上腕で計測するタイプがよい。

6 鎮静

> 鎮静を行っている患者さんに対しては、意識レベルや疼痛を評価したり、副作用への注意が必要です。異常を見逃さないための方法を考えていきましょう。

どんなことが起こりうる？

侵襲的な治療などが必要な患者さんに対して、鎮静・鎮痛薬を使用して意図的に意識レベルを低下させ、苦痛を軽減させることがあります。人工呼吸器管理や補助循環を使用する場合や、時には上部消化管内視鏡などといった苦痛の強い処置を行う場合などにも鎮静がなされることがあります。

苦痛を感じずに治療を受けられるのは患者さんにとってよいことのようにも思われます。しかし、薬剤の種類や投与量によってはせん妄や血圧低下が起きたり、痛みを感じないことから何らかの疾患の徴候を見逃したりする可能性があり、使用時には十分な注意が必要です。

アセスメントのポイント

❶ 鎮静の評価

「鎮静されている患者さん」と聞いてどのような患者さんをイメージしますか？ 人工呼吸器を装着して眠っている患者さん、処置の前に麻酔薬を投与されて眠っている患者さん、救急外来で外傷などの痛みをとるために鎮静・鎮痛薬を投与されている患者さんなど、さまざまな状況が思い浮かびます。

いずれも共通していることは、意識レベルを意図的に低下させていることであり、患者さんとのコミュニケーションがとりづらくなっているということです。

■ 鎮静深度をスケールで評価する

しかし、鎮静しているからといって一律にみんな眠っているわけではありません。患者さんが鎮静されている度合いを鎮静深度といいます。鎮静深度を客観的にみたり、他者に伝えたりするために鎮静スケールがあります。一般的に ICU や病棟で使用されている鎮静スケールは RASS（Richmond Agitation-Sedation Scale）や鎮静・不穏スケールである SAS（Sedation-Agitation Scale）です。2014年に発行された『日本版・集中治療室における成人重症患者に対する痛み・不穏・せん妄管理のための臨床ガイドライン（J-PAD ガイドライン）』においても、有用性が認められています。

鎮静中の患者さんに使用されるスケール

RASS 評価方法に指標がある

1. 30秒間、患者視診のみで観察する（0～+4の判定）
2. 呼びかけ刺激を与える（−1～−3の判定）
   - 大声で名前を呼ぶか、開眼を指示する。
   - 10秒以上アイコンタクトできなければくり返す。
   - 呼びかけ刺激に対する反応のみで−1～−3のスコアを判定する。
3. 身体刺激を与える（−4～−5の判定）
   - 呼びかけ刺激に対して反応が見られなければ、肩を揺するか胸骨を摩擦する。
   - 身体刺激に対する反応からスコア−4か−5を判定する。

> プラスでは興奮状態、マイナスでは鎮静が強いと評価でき、数値が高いほどその状態が強いことを示しています。

スコア	用語	説明	
+4	好戦的な	明らかに好戦的な、暴力的な、スタッフに対する差し迫った危険	
+3	非常に興奮した	チューブ類またはカテーテル類を自己抜去：攻撃的な	
+2	興奮した	頻繁な非意図的な運動、人工呼吸器ファイティング	
+1	落ち着きのない	不安で絶えずそわそわしている、しかし動きは攻撃的でも活発でもない	
+0	意識清明な 落ち着いている		
-1	傾眠状態	完全に清明ではないが、呼びかけに10秒以上の開眼およびアイコンタクトで応答する	呼びかけ刺激
-2	軽い鎮静状態	呼びかけに10秒未満のアイコンタクトで応答	呼びかけ刺激
-3	中等度鎮静状態	呼びかけに動き、または開眼で応答するがアイコンタクトなし	呼びかけ刺激
-4	深い鎮静状態	呼びかけに無反応、しかし、身体刺激で動きまたは開眼	身体刺激
-5	昏睡	呼びかけにも身体刺激にも無反応	身体刺激

SAS RASSとともに有用性が高いとされるスケール

スコア	状態	説明
7	危険なほど興奮	気管チューブやカテーテルを引っ張る。ベッド柵を越える。医療者に暴力的。ベッドの端から端まで転げ回る。
6	非常に興奮	頻回の注意にもかかわらず静まらない。身体抑制が必要。気管チューブを噛む。
5	興奮	不安または軽度興奮。起き上がろうとするが、注意すれば落ち着く。
4	平静で協力的	平静で覚醒しており、または容易に覚醒し、指示に従う。
3	鎮静状態	自然覚醒は困難。声がけや軽い揺さぶりで覚醒するが、放置すれば再び眠る。簡単な指示に従う。
2	過度に鎮静	意思疎通はなく、指示に従わない。目覚めていないが、自発的な動きが認められることがある。
1	覚醒不能	強い刺激にわずかに反応する、もしくは反応がない。意思疎通はなく、指示に従わない。

鎮静と鎮痛はセットで行い、鎮静薬の使用は最小限にする

　鎮静深度をしっかりと管理していくことは、患者さんにとって最適な治療環境を提供することにもつながります。

　一方で「鎮静と鎮痛は別」といわれ、鎮静薬をどんなに投与されていたとしても、患者さんは痛みを感じます。鎮痛がなされていない鎮静では、痛みを感じている状態で至適鎮静深度を維持しなくてはならず、いつまでも鎮静薬を高容量で投与しなければなりません。すると治療が奏効して鎮静薬の投与を終了したとしても、なかなか患者さんが覚醒しないといった弊害も出てきます。

　まずは鎮痛薬を投与して患者さんの苦痛を最小限にとどめ、それでもさらなる苦痛や不穏といった何らかの障害がある場合に鎮静薬を使用するようにします。こうすることで、鎮静薬の使用を最小限にすることができます。適切な鎮痛を行ってから鎮静を行うという考え方は、鎮痛重視型鎮静（Analgesia-Based Sedation）と呼ばれています。先述のガイドラインでも浅い鎮静（Light Sedation）が推奨されており、鎮痛の重要性は高まっています。

❷ 鎮痛の評価

　鎮静をするにあたっては、鎮痛の評価が大切になります。では、痛みを評価するにはどのようにすればよいでしょうか。「痛み」は主観的な感覚・感情であり、患者さんが痛いといえば、そこには痛みが存在すると考えられています。患者さんの痛みを評価するスケールには BPS、NRS、VAS、CPOT という4つのスケールがあり、これをもとにアセスメントを行います（NRS と VAS についてはP68 参照）。

■ バイタルサインが疼痛の有無の参考になる

　しかし人工呼吸器を装着している患者さんなどは、自ら痛みを訴えることはできません。そこで、臨床で痛みの評価を行うきっかけとして、バイタルサインの変化をみましょう。バイタルサインの変化は痛みの評価にはつながらないといわれています。しかし、エビデンスこそありませんが、突発的な血圧の上昇や頻脈、頻呼吸といったバイタルサインに変化があったときに「痛みを感じているのでは？」と思われることがあります。日ごろの変化や痛みの評価から、患者さんごとに、痛みを感じるとバイタルサインが変化しやすいかそうでないかの特徴をみるとよいでしょう。

鎮静薬の使用は血圧低下をきたしやすく、意識レベルを下げるため患者さんの訴えを聞き取りづらい。バイタルサインは鎮痛評価のうえでも重要な情報になる。

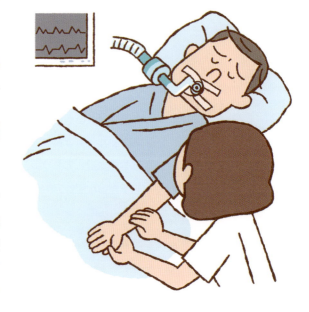

痛みを自己申告できない場合に用いる疼痛スケール

BPS　人工呼吸器を装着している場合に使用する

項目	説明	スコア
表情	穏やかな	1
表情	一部硬い（たとえば、まゆが下がっている）	2
表情	全く硬い（たとえば、まぶたを閉じている）	3
表情	しかめ面	4
上肢	全く動かない	1
上肢	一部曲げている	2
上肢	指を曲げて完全に曲げている	3
上肢	ずっと引っ込めている	4
呼吸器との同調性	同調している	1
呼吸器との同調性	時に咳嗽、大部分は呼吸器に同調している	2
呼吸器との同調性	呼吸器とファイティング	3
呼吸器との同調性	呼吸器の調整がきかない	4

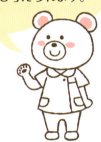

鎮痛をかけていない状態では、鎮静していても苦痛様表情が出ることもあります。この場合はVASで評価することも考えられます。

CPOT　挿管・非挿管時のどちらでも使用できる

指標	状態	説明	点
表情	筋の緊張が全くない	リラックスした状態	0
表情	しかめ面・眉が下がる・眼球の固定、まぶたや口角の筋肉が萎縮	緊張状態	1
表情	上記の顔の動きと眼をぎゅっとするに加え固く閉じる	顔をゆがめている状態	2
身体運動	全く動かない（必ずしも無痛を意味していない）	動きの欠如	0
身体運動	緩慢かつ慎重な運動・疼痛部位を触ったりさすったりする動作・体動時注意をはらう	保護	1
身体運動	チューブを引っ張る・起き上がろうとする・手足を動かす/ばたつく・指示に従わない・医療スタッフをたたく・ベッドから出ようとする	落ち着かない状態	2
筋緊張（上肢の他動的屈曲と伸展による評価）	他動運動に対する抵抗がない	リラックスした	0
筋緊張（上肢の他動的屈曲と伸展による評価）	他動運動に対する抵抗がある	緊張状態・硬直状態	1
筋緊張（上肢の他動的屈曲と伸展による評価）	他動運動に対する強い抵抗があり、最後まで行うことができない	極度の緊張状態あるいは硬直状態	2
人工呼吸器の順応性（挿管患者）または発声（抜管された患者）	アラームの作動がなく、人工呼吸器と同調した状態	人工呼吸器または運動に許容している	0
人工呼吸器の順応性（挿管患者）または発声（抜管された患者）	アラームが自然に止まる	咳きこむが許容している	1
人工呼吸器の順応性（挿管患者）または発声（抜管された患者）	非同調性：人工呼吸の妨げ、頻回にアラームが作動する	人工呼吸器に抵抗している	2
人工呼吸器の順応性（挿管患者）または発声（抜管された患者）	普通の調子で話すか、無音	普通の声で話すか、無音	0
人工呼吸器の順応性（挿管患者）または発声（抜管された患者）	ため息・うめき声	ため息・うめき声	1
人工呼吸器の順応性（挿管患者）または発声（抜管された患者）	泣き叫ぶ・すすり泣く	泣き叫ぶ・すすり泣く	2

❸ 全身の評価

鎮静薬および鎮痛薬を使用する際は、その副作用を十分に理解し、療養の場所を問わず、全身管理が可能な環境を準備することが必要です。==鎮静薬や鎮痛薬にはそれぞれ副作用があり、患者さんの状態によっては生命を脅かすことが考えられます。==

> メリットの裏には必ずデメリットがあります。メリットを最大限生かせる全身管理を行い、患者さんに最適な治療環境を提供したいですね。

鎮静薬・鎮痛薬を用いる際に特に注意したいのが副作用

鎮静薬には**ベンゾジアゼピン系**、**プロポフォール**、**α_2受容体作動薬**、**抗精神病薬**に大別されます（鎮静薬の特徴は、P149の表参照）。

一方、鎮痛薬には**拮抗性鎮痛薬**、**麻薬**、**非オピオイド性鎮痛補助薬**があります。病棟では麻薬よりも使用しやすいとして拮抗性鎮痛薬が使用されている例が多くあります。麻薬は、病棟ではモルヒネやフェンタニル®が多く用いられますが、クリティカルケアでは速効性があり、循環動態に及ぼす影響が少ないことから、フェンタニル®がよく使われます。非オピオイド性鎮痛補助薬は効率よく痛みを緩和するために用いられます。薬効は前述の鎮痛スケールで評価することができます。

鎮静・鎮痛薬で看護上問題となるのは**副作用**です。各薬剤の副作用をP149の表に示します。鎮静・鎮痛薬には徐脈・血圧低下・呼吸抑制など、生命に直結する副作用があるものが少なくありません。

■ バイタルサインの変化に気づきやすい環境を

また、鎮静・鎮痛を行っている患者さんは、意識レベルを評価することが難しいため、心電図モニターやSpO₂モニターを装着したり、可能なかぎり看護師が患者さんから離れないような環境をつくるなど、==患者さんのバイタルサインに変動があったときにすぐに気づけるような体制を整えておくことが重要です。==特に急性期における循環動態が不安定な患者さんや悪性腫瘍の終末期における鎮静薬投与開始直後の患者さんは、急激な血圧低下や呼吸抑制を呈する場合があります。

変化があった場合、患者さんに適したその後の対応ができるように治療や環境の準備を整えておきましょう。

■ せん妄にも十分注意を

最後に、鎮静をするうえで忘れてはいけないことが**せん妄の評価**です。特に==重症の患者さんや人工呼吸器装着中の患者さんで起こりやすいといわれています==。せん妄は一過性の中枢神経系の虚血といわれており、適切な治療によって回復していきます。原因疾患の改善を目指すとともに、今、生じているせん妄症状にどのように対応していくかがカギとなります。

適切な鎮静薬や疼痛コントロールだけでなく、非薬理学的介入としてモニター音を管理したり、昼夜のリズムをつけるよう室内の明るさを調節したりするなど、患者さんの日常性を維持できるよう努めましょう。

臨床でよく用いられる薬と注意すべき副作用

● 鎮静薬

一般名・特徴	商品名	主な副作用
ベンゾジアゼピン系 （特徴）主に鎮静効果と健忘。	ドルミカム® ミダゾラム®	呼吸抑制、舌根沈下、悪心、嘔吐、血圧低下、不整脈、覚醒遅延、悪夢、アナフィラキシーショック、高熱の持続、意識障害、急性腎障害など
	セルシン®	舌根沈下、せん妄、振戦、不眠、不安、幻覚、妄想、離脱症状、呼吸抑制、循環性ショック、眠気、ふらつき、血圧低下、口渇、倦怠感など
	ロヒプノール® サイレース®	血圧低下、舌根沈下、呼吸抑制、覚醒困難、無呼吸、興奮、多弁など
プロポフォール （特徴）主に鎮静効果と健忘。	ディプリバン® プロポフォール®	血圧低下、痙攣、舌根沈下、アナフィラキシーショック、血管浮腫、気管支痙攣、横紋筋融解症（CK上昇、CPK上昇、血中ミオグロビン上昇、尿中ミオグロビン上昇）、急激な体温上昇、ミオグロビン尿、注射時疼痛、血管痛、徐脈、紅斑、口腔内分泌物増加、発赤、AST上昇、ALT上昇など
α₂受容体作動薬 （特徴）脳幹青斑核に作用すると鎮静、脊髄後角に作用すると鎮痛の効果が出る。鎮静＋ゆるやかな鎮痛作用。	プレセデックス®	高血圧、低血圧、徐脈、呼吸抑制、低酸素症、不安、せん妄
抗精神病薬 （特徴）中枢神経系ドパミン受容体を遮断することによる鎮静・抗精神病効果。	セレネース®	振戦、不眠、焦燥感、筋硬直、パーキンソン症候群、流涎、歩行障害、嚥下障害

● 鎮痛薬

一般名・特徴	商品名	主な副作用
拮抗性鎮痛薬 Agonist-Antagonist （特徴）天井効果*があるため、高容量での投与に注意。侵襲の大きな手術や外傷に対しては用いられない。	レペタン®	呼吸抑制、めまい、頭痛、頭重感、眠気、嘔吐など　肝・腎機能障害ある患者では要注意
	ペンタジン®	悪心、嘔吐、傾眠、呼吸抑制、めまい、しびれ感など肝機能障害がある患者の場合は要注意
麻薬 （特徴）急性期の鎮痛だけでなく、がん性疼痛におけるセデーションとして多く使われる。	塩酸モルヒネ®	血圧低下、悪心、嘔吐、下痢、腹痛、不安、せん妄、振戦、呼吸抑制など 肝・腎不全で蓄積しやすい 血圧が低下しやすい
	フェンタネスト® フェンタニル®	呼吸抑制、血圧低下、ふるえ、咽頭痛、喀痰排出増加など肝不全の場合は蓄積しやすい （塩酸モルヒネ®より血圧低下しにくい）
非オピオイド性鎮痛補助薬 （特徴）麻薬の有害作用を軽減し、効率よく痛みを緩和できる。NSAIDsやアセトアミノフェンなどがよく使われる。	カロナール® セレコックス® ロキソニン® インテバン® ボルタレン® ブルフェン® アセリオ® など	消化器症状：腹痛、嘔気、食欲不振、胃潰瘍、出血、穿孔、下痢など 呼吸器症状：喘息発作 皮膚症状：潮紅、皮疹、蕁麻疹 精神症状：せん妄、抑うつ その他：血圧低下、ショック症状、肝障害、腎障害、出血傾向

* 一定量を超えると鎮痛効果が限界となること

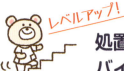

処置や検査時の鎮静にまつわる危険を
バイタルサインを使って回避しよう！　木下佳子

　内視鏡的治療やERCP、血管撮影など、苦痛をともなう「処置や検査」では、しばしば鎮静を行います。そのため鎮静に携わったり、その後の患者さんを病棟でみたりする看護師は多いでしょう。

　その中には、患者さんが病棟に帰ってきた後、鎮静薬が効きすぎて呼吸が停止し、急変したという事例に遭遇したことがある人もいるかもしれません。拮抗薬を使って覚醒していたはずなのに、なぜ急変してしまったのでしょうか。

　ICUで行われる人工呼吸器装着中の患者さんに行う鎮静とは違い、処置や検査時の鎮静で急変が起こる理由には右のような原因が考えられます。

　このような鎮静からの急変を予防するためには、バイタルサインに注目することが大切です。処置や検査につく看護師は介助だけに集中するのではなく、患者さんの血圧や脈拍に加え、特に呼吸数・換気状態のモニタリングや観察をしましょう。SpO_2だけに頼っていると、呼吸が止まったり、換気能力が落ちたりしていることに気がつきません。SpO_2は酸素化の指標であり換気の指標ではないため、呼吸停止が起こっても、SpO_2の値が下がるまでにはかなり時間がかかります。可能であれば、パルスオキシメータだけでなく、ひと呼吸ひと呼吸の換気状態を反映する呼気ガスモニターを装着すると、患者さんの状態把握に役立ちます。

　呼吸の観察ポイントとしては、呼吸数の速さ・遅さ・多い・少ないだけでなく、「深く大きな呼吸をしているか？」「胸郭は動いているか？」「努力呼吸をしていないか？」などを観察しましょう。

● 処置や検査時の鎮静で急変が起こる理由

- 処置や検査中に、鎮静の効果が弱い、患者さんが動くという理由で、鎮静薬の追加投与をくり返し、過剰投与してしまう。

- 携わる医療者が処置や検査に集中してしまい、責任を持って患者さんのバイタルサインを観察する医療者がいない。特に日本では、麻酔科医が立ち会うことなく鎮静が行われるため、プロフェッショナルな観察者がいない状態で行われている。

- SpO_2モニターに頼り、呼吸数や換気状態を観察していない。

- 鎮静薬の種類により、鎮静薬の作用時間の方が拮抗薬の作用時間よりも長いため、拮抗薬の作用が切れた後、呼吸抑制が起こってしまう。

　処置後の患者さんを受け持つ病棟看護師も同様に、血圧や脈拍に加え、呼吸数や換気状態を観察します。上のリストにあるように、拮抗薬の作用が切れた後に、呼吸抑制が再燃することがあります。医師や薬剤師と相談し、十分なモニタリング・観察時間をとりましょう。また、回復スコアなどを使って、循環・呼吸・意識・動きなどを包括的・客観的に評価することも必要です。

第4章

病態と
バイタルサイン

1　ショック……152
起こりやすいショック
❶ 敗血症性ショック……154
❷ アナフィラキシーショック……160
❸ 出血性ショック……166
❹ 心原性ショック……172
❺ 心タンポナーデによるショック……176

2　脳血管障害……180

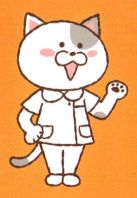

1 ショック

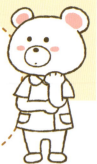

起こると生命にも危険が及ぶショック。早期に発見するために、バイタルサインが重要な手がかりとなります。ショックの原因を理解することが大切です。

ショックとは❓

ショックとは「何らかの原因により急激に組織の血液灌流(かんりゅう)が低下し、酸素やエネルギー基質の需要と供給のバランスが崩れ、細胞障害・臓器障害をきたす症候群」と定義されます*。つまり何らかの原因で、脳や腎臓、肝臓など重要な臓器に酸素を送ることができなくなり、臓器不全に陥る状態を指します。

ショックに陥ると生命の危機的状況が迫っていることになります。看護師は、バイタルサインやフィジカルアセスメントによって、ショック状態を早期に発見して対処することが重要です。

■ ショック時にみられる症状

ショック状態では一般的に、血圧低下、頻脈、頻呼吸、尿量低下、意識障害などを呈します。ただしショックの初期段階では、代償機構によって血圧が下がらないこともあります。ショックの徴候としては、蒼白(そうはく)、虚脱、冷汗、脈拍触知(しょくち)不能、呼吸不全がみられます。また血液灌流が低下すると意識障害や尿量低下が起こるのに加え、皮膚の網状皮斑(もうじょうひはん)がみられたり、CRT（P17参照）が延長することもあります。CRTは、血流障害を簡単に見分けられる方法なので、覚えておきましょう。

代表的なショックの症状

ショックの重症度や原因によって、バイタルサインや症状の出現の仕方が異なる。また、こうした症状が必ずしも出現するとはかぎらない。そのため、状況や検査データなど総合的に判断することが必要とされる。

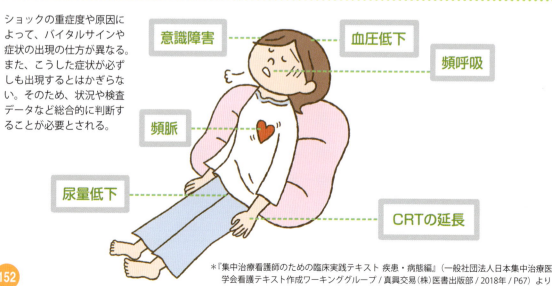

意識障害 / 血圧低下 / 頻呼吸 / 頻脈 / 尿量低下 / CRTの延長

*『集中治療看護師のための臨床実践テキスト 疾患・病態編』（一般社団法人日本集中治療医学会看護テキスト作成ワーキンググループ / 真興交易(株)医書出版部 / 2018年 / P67）より

ショックの分類

血液分布異常性ショック

- A 敗血症性ショック（P154参照）
- B アナフィラキシーショック（P160参照）
- C 神経原性ショック

循環血液量は正常だが、何らかの原因で末梢血管が拡張し相対的に循環血液量が減少して起こる。

心原性ショック（P172参照）

- A 心筋性
  ①心筋梗塞　②拡張型心筋症
  ③敗血症性心筋症
- B 機械性
  ①僧帽弁閉鎖不全症
  ②心室瘤　③心室中隔欠損症
  ④大動脈弁狭窄症
- C 不整脈

心臓に問題が起きてポンプ機能が低下し、血液を循環させることができなくなることで起こる。

循環血液量減少性ショック

- A 出血性ショック（P166参照）
- B 体液喪失

何らかの原因で循環血液量が減少することで起こる。出血のほか、脱水や熱傷などが原因となる。

心外閉塞・拘束性ショック

- A 心タンポナーデ（P176参照）
- B 収縮性心内膜炎
- C 急性肺塞栓症
- D 緊張性気胸

心臓自体は問題ないが、心臓の外側で問題が起こり心臓のポンプ機能がうまく働かないことで起こる。

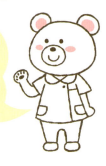

ショックが起こる原因は、大きく4つに分けられます。原因により、バイタルサインの変化の特徴、対処の方法が異なります。

ショックの原因は大きく4つに分類される

ショックは、原因によって**血液分布異常性ショック、循環血液量減少性ショック、心原性ショック、心外閉塞・拘束性ショック**の4つに分類されます。それぞれバイタルサインの変化の特徴、対処の方法が異なるため、==なぜショック状態になっているのかを考えることは極めて重要なことです。==

本章では臨床でよく遭遇する、血液分布異常性ショックである**敗血症性ショック**と**アナフィラキシーショック**、循環血液量減少性ショックである**出血性ショック**、**心原性ショック**、心外閉塞・拘束性ショックである**心タンポナーデによるショック**について解説します。

ショックが起こるメカニズムと現れる症状を知ることで、どのように考え、行動すればよいかを理解していきましょう。

起こりやすいショック❶
敗血症性ショック

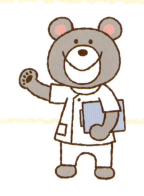

敗血症性ショックとは？

　敗血症は「感染症によって重篤な臓器障害が引き起こされる状態」*と定義されるように、何らかの感染症によって起こります。敗血症を引き起こしやすい感染源は右図のとおりです。

　診断基準としては、ICU入室中の患者さんの場合、臓器障害の指標である**SOFAスコア**が用いられます。感染症が疑われ、**SOFAスコアの合計が2点以上急上昇すれば敗血症と診断されます**（P155図参照）。

　ICUの患者さんでない場合は、**Quick SOFA（qSOFA）** を用います。qSOFAは**意識の変容、呼吸数22回/分以上、収縮期血圧100mmHg以下**の3項目があり、**2項目が該当すれば敗血症が疑われます**。

合併して循環不全が起こると敗血症性ショックと診断される

　敗血症が重篤になると、循環不全を起こすことがあります。この状態は**敗血症性ショック**と呼ばれ、「敗血症に急性循環不全を伴い、細胞障害および代謝異常が重度となる状態」*と定義されています。診断されるのは「適切な輸液負荷にもかかわらず、**平均血圧≧65mmHgを維持するために循環作動薬を必要とし**、かつ**血清乳酸値＞2mmol/L（18mg/dL）を認める**」*場合です。

　診断基準にある循環作動薬とは、ドパミン

● 敗血症を起こしやすい感染源の例

部位	代表的疾患
体内	汎発性腹膜炎、消化管穿孔など 急性膵炎・感染性膵壊死 急性腎盂腎炎 髄膜炎
軟部組織	壊死性軟部組織感染症（壊死性筋膜炎、フルニエ症候群）など
皮膚・粘膜	褥瘡 創傷 熱傷 肛門周囲膿瘍など
付属物関連	中心静脈カテーテル由来の血流感染 尿路カテーテル由来の尿路感染 人工呼吸器関連肺炎

『壊死性軟部組織感染症の起炎菌』（寺尾 嘉彰 日集中医誌/2009;16:P144-146）、日本版敗血症診療ガイドライン（The Japanese Guidelines for the Management of Sepsis）（日本集中治療医学会 Sepsis Registry 委員会/日集中医誌　J Jpn Soc Intensive Care Med / Vol.20 No. 1 / P131-132）などを参考に作成

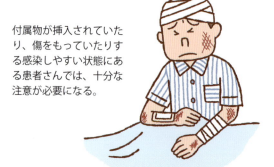

付属物が挿入されていたり、傷をもっていたりする感染しやすい状態にある患者さんでは、十分な注意が必要になる。

*『日本版敗血症診療ガイドライン2016』（日本版敗血症診療ガイドライン作成特別委員会/日集中医誌 J Jpn Soc Intensive Care Med / Vol.24 No. 2 / P15-16）より

敗血症の診断基準

ICUの場合 **SOFAスコア**

スコア	0	1	2	3	4
意識 GCS	15	13〜14	10〜12	6〜9	<6
呼吸 PaO₂/FiO₂ (mmHg)	≧400	<400	<300	<200 および呼吸補助	<100 および呼吸補助
循環	平均血圧≧70mmHg	平均血圧<70mmHg	ドパミン<5μg/kg/分あるいはドブタミンの併用	ドパミン5〜15μg/kg/分あるいはノルエピネフリン≦0.1μg/kg/分あるいはアドレナリン≦0.1μg/kg/分	ドパミン>15μg/kg/分あるいはノルエピネフリン>0.1μg/kg/分あるいはアドレナリン>0.1μg/kg/分
肝機能 血漿ビリルビン値 (mg/dL)	<1.2	1.2〜1.9	2.0〜5.9	6.0〜11.9	≧12.0
腎機能 血漿クレアチニン値	<1.2	1.2〜1.9	2.0〜3.4	3.5〜4.9	≧5.0
尿量（mL/日）				<500	<200
凝固 血小板数 (×10³/μL)	≧150	<150	<100	<50	<20

SOFAは臓器障害の程度を示す指標であり、敗血症の診断に用いられる。しかし血液検査による情報収集が必要になるため、ICU以外では用いづらい。そこでICU以外ではまずqSOFAを使用し、敗血症かどうかを判断する。

『日本版敗血症診療ガイドライン2016 ダイジェスト版』（日本集中治療医学会・日本救急医学会 日本版敗血症診療ガイドライン2016作成特別委員会／真興交易(株)医書出版部／2017年／P26-27）

ICU以外 **qSOFA**

- 意識の変容
- 呼吸数22回/分以上
- 収縮期血圧100mmHg以下

2項目満たせば敗血症を疑う

やノルアドレナリンといったカテコールアミンなどのことを指します。

また平均血圧は「拡張期血圧＋（収縮期血圧－拡張期血圧）÷3」で表されますが、平均血圧65mmHg以上を維持できるのは、概算してみると血圧100/50mmHgほどの場合です。つまり、目標値を維持するには最低でも85/55mmHg以上が必要といえます（診断の流れはP156図参照）。

敗血症と敗血症性ショックの診断の流れ

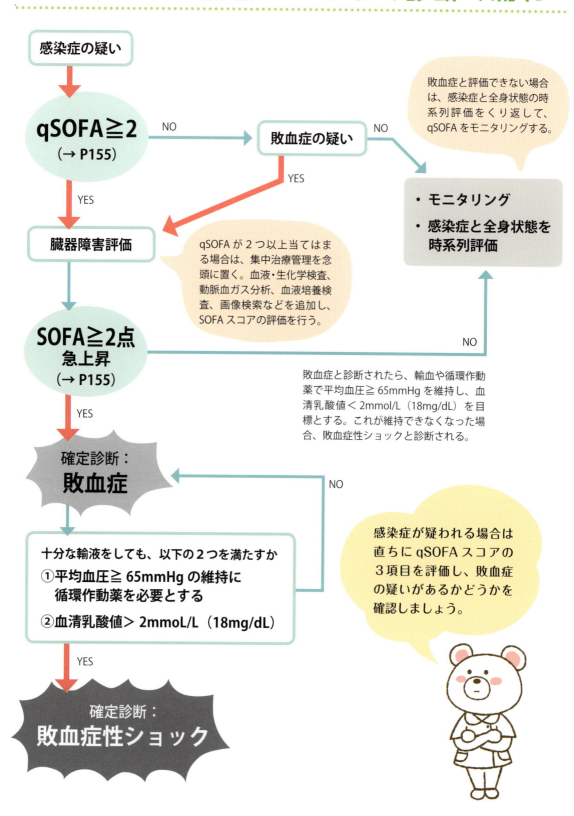

バイタルサインはどう変わる？

　敗血症は**体温調節の異常（高熱、低体温）**、**頻脈**、**頻呼吸**が初期症状として起こります[*1]。ただし症状はさまざまで、典型的なバイタルサインを示すとはかぎりません。その時の状況やフィジカルアセスメントなどで総合的に判断していきます。

　敗血症が進行すると敗血症性ショックになりますが、qSOFAの判定基準の3項目にあるように、敗血症性ショックでは**意識の変容**、**頻呼吸**、**血圧低下**が起こります。意識の変化については、元気がない、反応が悪い、せん妄様症状、興奮など、さまざまな状態を示す場合があります。こうしたときに、単に「せん妄になった」「認知症が悪化した」などと決めつけないようにしましょう。

■ 末梢が温かい場合や低体温にも注意

　一般的にショックでは四肢末梢が冷たくなりますが、敗血症性ショックの場合、末梢の血管が開き、温かい状態になることがあります。末梢が温かいからといって、ショックではないと判断するのは危険です。

　また敗血症は感染症が原因であるため、多くの場合は高体温になります。しかし低体温を示すこともあり、低体温になる方が重篤といわれています[*2]。体温が36℃より低い場合には、重篤な敗血症性ショックの可能性があるため、注意が必要です。

早期発見・対処のポイント

　まずはショックと判断することが優先されるため、qSOFAの判定を行い、該当すればすぐに医師に連絡します。敗血症性ショックが疑われたら**感染のコントロール**と**全身管理**を同時に行い、迅速に対応します。

　感染のコントロールとしては、原因となっている感染を特定して除去したり、適切な抗菌薬を投与することが考えられます。そのために、まずは血液培養を2セット採取します。血液培養によって感染源や細菌の特定ができ、適切な抗菌薬の選択などに役立ちます。この結果が出るまで、原因となる感染源を探します。全身を観察し、患者さんの訴えも聞きましょう。「痛い」「かゆい」「不愉快」などと感じているところが感染部位になっていることもあります。

■ 感染が疑われる場合は感染源を除去する

　もし感染が疑われるものがあれば、それを早期に除去することになります。たとえばCVカテーテルが感染源であれば抜去する必要があり、褥瘡や創傷であればデブリードメントすることになるかもしれません。そのための準備も必要になります。そして、医師の指示により抗菌薬が投与されます。

　全身管理では、輸液や昇圧剤を使用して迅速に平均血圧が65mmHg以上になるようにコントロールします。そのためには、厳重なモニタリングが必要です。輸液ルートの確保とともに、できるだけ早く集中治療室に収容して体制を整えましょう。

第4章　病態とバイタルサイン　①ショック（敗血症性ショック）

[*1]『JAID/JSC感染症治療ガイドライン2017―敗血症およびカテーテル関連血流感染症―』（一般社団法人日本感染症学会　公益社団法人日本化学療法学会　JAID/JSC感染症治療ガイド・ガイドライン作成委員会敗血症ワーキンググループ／p20）より
[*2]『救急診療指針　改訂第5版』（世良俊樹／一般社団法人日本救急医学会(監修)／へるす出版／2018年／p338）

事例から考えてみよう

事例 大腸がん術後のイレウスをくり返し、微熱が遷延していたCさん（60歳・男性）

AM 8:00
看護師が検温で訪室すると、Cさんが悪寒を訴えた。毛布をかけ、バイタルサインを測定した。

VS 血圧 110/60mmHg　脈拍数 100回/分
呼吸数 24回/分　体温 39.7℃
痛みを聞くと、腹痛を訴えた。

▶医師に報告すると、血液培養を2セットの指示が出たため、採取し提出した。

> 感染症？敗血症の可能性は？
> **ポイント1**
>
> ▶qSOFAスコアを継続的に確認

AM 8:30
悪寒はおさまった。

▶Cさんから希望があったため、クーリングを開始。医師から、抗菌薬の指示とアセリオ®500mg点滴の指示があり実施した。

AM 9:00
再びバイタルサインを測定。

VS 血圧 120/80mmHg　脈拍数 120回/分
呼吸数 30回/分　体温 39.7℃

▶医師によりイレウス管が挿入され、ドレナージを開始。ドレーンに黒緑色の排液が少量あった。

> 薬剤を投与してもバイタルが悪化！
> **ポイント2**

AM 9:40
再びバイタルサインを測定。

VS 血圧 80/50mmHg　脈拍数 120回/分
呼吸数 30回/分　体温 39.7℃　SpO₂ 98%
受け答えははっきりしている。

▶血圧が低下してきたため、全身管理目的でICU入室となる。

ICUで、CV挿入、輸液、ノルアドレナリン持続点滴を行う。

VS 血圧 80/50mmHg 前後で上昇みられず、脈拍数 110～120回/分、尿量 20～30mL/h

▶CT撮影後、緊急開腹手術となり、腹膜穿孔が確認された。穿孔閉鎖・腹腔内洗浄ドレナージが行われた。

> ノルアドレナリンの効果が出ていない
> **ポイント3**

ノルアドレナリン、輸液管理、輸血、抗菌薬にて解熱し、循環動態も改善した。

解説 この事例は、大腸がんの術後の経過があまり思わしくない患者さんが、敗血症性ショックになり、感染源である腹膜穿孔を洗浄ドレナージすることによって改善したものです。感染源は、前述したカテーテルや褥瘡・創傷といった目に見えるものだけでなく、体の中で起こっていることもあります。

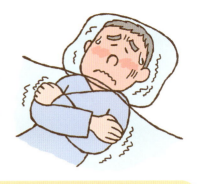

ポイント1　感染症の疑いがある場合、敗血症の可能性も考える

　Cさんが悪寒を示していることで、看護師はCさんが問題を抱えていることに気づきます。
　バイタルサインをみてみると、8時の時点で血圧の異常はありませんが、頻脈と頻呼吸になっています。この時点でqSOFAは1点です。発熱もしているため、敗血症の初期症状に当てはまります。そこで、医師にコールをしています。
　医師は、血液培養の指示を出します。一般的には、38.5℃以上の発熱で血液培養をとることが多いようです。

ポイント2　敗血症は感染源を取り除かないと改善しない

　アセリオ®や抗菌薬が投与されましたが、その後、9時のバイタルサインをみると、血圧は変わらないものの脈拍数、呼吸数ともに悪化しています。敗血症では感染源を除去しないかぎり、症状は改善しません。術後であること、イレウスをくり返していたことから、腹腔内の何らかのトラブルと考えて、イレウス管が挿入され、ドレナージが開始されました。

ポイント3　昇圧剤を用いても血圧が上がらない場合はショックに陥っている可能性が高い

　9時40分のバイタルサインをみるとqSOFAは2点になっています。この時点で平均血圧は60mmHgであり、65mmHg以下になっているため、ここでICU入室となります。しかし、ノルアドレナリンを持続投与しても血圧が改善しません。つまり、敗血症性ショックの診断基準に当てはまっています。敗血症性ショックの場合は、全身管理を行って、血行動態を維持することが大切です。平均血圧を65mmHg以上に保つためにノルアドレナリンや輸液投与を行います。
　また、尿量が20〜30mL/hと減少してきていますが、これは、ショックにより腎動脈への血流が減っていることを意味しています。この状態が続くと急性腎不全に陥るため、血流を早急に改善する必要があります。輸液などを行い、循環血液量を保つことが必要です。このような管理は、ICUのようなモニタリングができるところで集中的に管理する必要があるため、病棟の看護師は、迅速に集中治療室管理につなげることが重要になります。
　腹腔内を調べた結果、穿孔があったため、それを塞ぎ、腹腔内に漏れた腸液を洗浄する処置が行われました。感染巣を取り除き、血液培養の結果に基づいた適切な抗菌薬を投与することで症状が改善しました。

起こりやすいショック❷
アナフィラキシーショック

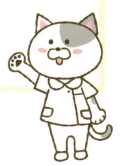

アナフィラキシーショックとは❓

アナフィラキシーとは「アレルゲン等の侵入により、複数臓器に全身性にアレルギー症状が惹起され、生命に危機を与え得る過敏反応」*¹ をいいます。

アレルゲンとは、食物や昆虫などの毒、薬物などです。臨床では、**抗菌薬**や**抗がん薬**、**造影剤**、**輸血**などにより、アレルギー反応が引き起こされる患者さんと遭遇することがあります。手術室では、ラテックス（天然ゴム）の製材に接触することにより、ラテックスアレルギーを引き起こす場合もあります。

さらに「アナフィラキシーに血圧低下や意識障害をともなう場合」*¹ を**アナフィラキシーショック**といいます。

==アナフィラキシーショックの重症例では、アレルゲンの侵入から数分ほどで急激に発症し、呼吸停止となって死に至ることもあります==。非常に恐ろしいショックであり、予防および早期発見をして迅速に対応する必要があります。

アナフィラキシーの誘因となるもの

医薬品・手術関連
- 抗菌薬
- 解熱鎮痛薬（NSAIDs など）
- 抗がん薬
- 局所麻酔薬
- 筋弛緩薬
- 造影剤
- 輸血
- 生物学的製剤
- アレルゲン免疫療法
- ラテックス など

臨床では医薬品や手術に関連するアナフィラキシーに遭遇しやすい。薬剤投与や手術の前後には特に注意する。

食品

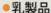
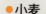
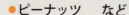
- 鶏卵
- 乳製品
- 小麦
- ソバ
- ピーナッツ など

自宅で発生する頻度が高い。典型例では摂取後数分以内に起こる。

昆虫の毒

- アシナガバチ
- スズメバチ
- ミツバチ など

ハチ毒によって起こり、短期間に2回刺傷されるとアナフィラキシーを起こしやすい。

『アナフィラキシーガイドライン』（一般社団法人日本アレルギー学会／2014年）を参考に作成

*¹ 『アナフィラキシーガイドライン』（一般社団法人日本アレルギー学会 監修／2014年）より

バイタルサインはどう変わる？

アナフィラキシーショックは、ほかのショックと同じように血圧が下がりますが、特徴的なのは**発赤**や**掻痒感**といった**皮膚症状、気道粘膜の浮腫**による**呼吸困難、気道閉塞**などが起こることです。その他の症状を下図に示します。腹痛や嘔吐といった消化器症状、くしゃみや咳といった症状も現れることがあります。

血圧低下とともに生命の危機をもたらすのは、気道閉塞による呼吸停止です。アレルギーにより粘膜が浮腫を起こすことがありますが、気道粘膜が浮腫を起こすと気道を閉塞させてしまいます。

また、薬剤投与によるアナフィラキシーの多くは発症までが非常に短く、==急速にショック状態に至る==ことも特徴です。薬剤投与後5分から20分は、注意深く観察することが必要になります[*2]。

アナフィラキシーの症状

皮膚・粘膜症状
- 紅潮
- 掻痒感
- 蕁麻疹
- 血管浮腫
- 麻疹様発疹
- 立毛
- 眼結膜充血
- 流涙
- 口腔内腫脹

中枢神経系症状
- 切迫した破滅感
- 不安（乳幼児や小児の場合は突然の行動変化。短気になる、遊ぶのをやめる、親にまとわりつくなど）
- 拍動性頭痛（アドレナリン投与前）
- 不穏状態
- 浮動性めまい
- トンネル状視野

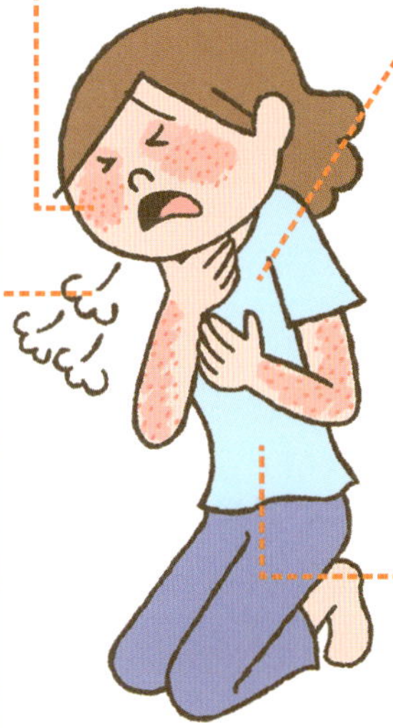

呼吸器症状
- 鼻掻痒感
- 鼻閉
- 鼻汁
- くしゃみ
- 咽頭掻痒感
- 咽頭絞扼感
- 発声障害
- 嗄声
- 上気道喘鳴
- 断続的な乾性咳嗽
- 呼吸数増加
- 息切れ
- 胸部絞扼感
- 激しい咳嗽
- 喘鳴
- 気管支痙攣
- チアノーゼ
- 呼吸停止

心血管系症状
- 胸痛
- 頻脈
- 徐脈（まれ）
- その他の不整脈
- 動悸
- 血圧低下
- 失神
- 失禁
- ショック
- 心停止

消化器症状
- 腹痛
- 嘔気
- 嘔吐
- 下痢
- 嚥下障害

『アナフィラキシーガイドライン』（一般社団法人日本アレルギー学会／2014年）を参考に作成

第4章 病態とバイタルサイン ①ショック（アナフィラキシーショック）

[*2]『注射剤によるアナフィラキシーに係る死亡事例の分析』（医療事故調査・支援センター 一般社団法人 日本医療安全調査機構／2018年／P16-19）より

早期発見・対処のポイント

アナフィラキシーを起こしやすい状況が事前にわかっているときは、計画的にバイタルサインを測定します。たとえば、抗菌薬を投与するとき、輸血するとき、造影剤を使用するときなどは院内で決められた観察時間に応じて、患者さんの状態を観察します。

■ 喘息の既往の有無も確認する

また喘息がある患者さんは、アナフィラキシーが起こりやすいといわれています。造影剤を使用する前や入院時の情報取得時にアレルギーの既往がないかを確認し、アレルゲンになりうるものに接触しないように注意します。

意識の清明な患者さんには、体がかゆい、気分が悪い、呼吸が苦しいといったアレルギー反応が疑われる症状が出たらすぐに看護師に訴えることを依頼しておきましょう。

アナフィラキシーが疑われたら薬剤を止め、初期対応を行う

アナフィラキシーが疑われたら、アレルゲンと思われる薬剤をすぐに止めます。体位変換などで血圧が下がることがあるので、仰臥位にして動かさないようにします。

次に医師に連絡をとります。ショック状態であるなら、院内救急システムを使うなどして医療者を集める必要もあります。そして、バイタルサインを測定し、モニタリングを行えるようにします。

■ アドレナリンの準備をする

アドレナリンを投与するので、準備を行います。成人なら、0.3mgの筋肉注射を行います。アナフィラキシーガイドラインには、

● アナフィラキシーを起こしやすい状況

- ☐ 抗菌薬の投与時
- ☐ 輸血の投与時
- ☐ 造影剤の使用時 など

アドレナリン0.01mg/kg（最大量は成人0.5mg 小児0.3mg）を筋肉注射すると書かれていますが[*1]、アドレナリンによる有害事象を考え、アドレナリン0.3mgの筋肉注射を想定しておくと安全に即座に対応できます[*2]。

アドレナリンが使われるのは、血圧上昇による低血圧・ショックへの対応、上下気道閉塞の軽減、蕁麻疹・血管浮腫の軽減などの効果を期待しているためです。その他、抗ヒスタミン薬やステロイドなどを使用する可能性があるので、準備をしておきます。

■ 酸素投与・静脈ライン・気管挿管の準備も

酸素投与は医師の指示に基づきますが、ショック事例では、酸素化の低下がなくても酸素を投与することが望ましいといわれています。また輸液投与の可能性も考え、静脈ラインの確保も行います。

前述したように、咽頭粘膜の浮腫により気道閉塞を起こすことがあるので、気管挿管の準備を行います。アドレナリンを投与しても気道狭窄が改善しない場合には、気管挿管、さらに気管挿管もできない状態であれば、気管切開を行います。

治療が奏功し、ショック状態が改善したとしても、遅発性に再燃することもあるので、ICUなどで観察を続けます。

[*1]『アナフィラキシーガイドライン』（一般社団法人日本アレルギー学会/2014年）より
[*2]『注射剤によるアナフィラキシーに係る死亡事例の分析』（医療事故調査・支援センター 一般社団法人 日本医療安全調査機構/2018年/P16-19）より

アナフィラキシーショックへの対応の流れ

アナフィラキシー症状
皮膚・粘膜症状や呼吸器症状、循環器症状、持続する消化器症状などが出る

↓

アレルゲンと考えられる薬剤の中止
・医師に連絡
・応援要請

↓

初期対応
- ☐ バイタルサインの測定
- ☐ モニター装着
- ☐ アドレナリン投与の準備（0.3mgの筋肉注射）
- ☐ 酸素投与
- ☐ 静脈ラインの確保
- ☐ 気管挿管の準備

ほかの薬剤も準備しておく
・抗ヒスタミン薬
・ステロイド　など

↓ 気管閉塞が改善しない場合

気管挿管
・
気管切開

改善 ／ 改善
↓

ICUなどで観察を継続

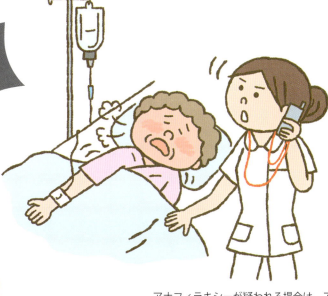

アナフィラキシーが疑われる場合は、アレルゲンと思われる薬剤の投与をすぐに中止し、仰臥位にする。あわせて医師に連絡をとり、ほかのスタッフを集める。

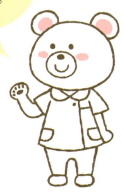

初期対応などを頭に入れておくと、いざというときに慌てずにすみます。

第4章 病態とバイタルサイン ① ショック（アナフィラキシーショック）

事例から考えてみよう

事例 不安定狭心症のため、血管撮影検査の予定で入院中のDさん
（60代・男性・既往歴なし）

AM 10:00	**VS** 血圧 120/80mmHg　脈拍数 70回/分 呼吸数 16回/分　SpO₂ 98% 血管撮影室に車いすで入室した。 ▶血管撮影室の看護師は、Dさんに名前と生年月日を尋ねて 　患者確認を行い、喘息がないことを確認した。 　血管撮影室のベッドに移り、準備が始まった。	バイタルに異常がないことを確認 **ポイント1**
AM 10:15	橈骨動脈から、1%キシロカイン®で局所麻酔を行い、 カテーテルが挿入された。 **VS** 血圧 136/68mmHg　脈拍数 70回/分 呼吸数 16回/分　SpO₂ 96% 痛みを尋ねると痛くないと答えた。 ▶動脈血モニタリング開始（脈拍数は心拍数HRと表記）。 　ヘパリン®3000単位を動脈注射。	
AM 10:19	**VS** 血圧 114/68mmHg　心拍数 68回/分 呼吸数 16回/分　SpO₂ 96% ▶造影剤イオパミロン®12mLで造影を行った。 　その直後に咳嗽あり、心拍数100-120回/分 　SpO₂ 96〜97%と低下した。	造影剤の投与直後に急変 **ポイント2**
AM 10:20	**VS** 血圧 60/30mmHg　心拍数 40回/分 SpO₂ 96% 胸苦しさの訴えがあり、顔面発赤がみられた。 ▶医師の指示により、20倍ノルアドレナリン®1mLを静脈注射 　生理食塩水を全開で点滴投与した。	症状が見られたらすぐに初期対応を行う **ポイント3**
AM 10:23	嘔吐反射がみられた。 **VS** 血圧 30mmHg　心拍数 40回/分　SpO₂ 89% ▶20倍ノルアドレナリン®1mL 静脈注射、 　メトクロプラミド®10mg 静脈注射。 　意識消失し、チアノーゼ著明。 　バッグバルブマスクにて呼吸サポートし、下肢を挙上。	
AM 10:25	**VS** 血圧 30〜40mmHg持続　心室細動出現 ▶胸骨圧迫を開始し、すぐに心室細動消失。 　アドレナリン®0.3mg 筋肉注射。 　ソル・コーテフ®500mg 静脈注射が行われた。	
AM 10:30	**VS** 血圧 50/38mmHg　心拍数 142回/分 SpO₂ 93%　自発呼吸が出現。	
AM 10:35	**VS** 血圧 78/43mmHg　心拍数 135回/分　SpO₂ 90% 声かけに開眼したが、胸苦しそうに胸をさすっていた。	
AM 10:50	**VS** 血圧 96/60mmHg　心拍数 130回/分　SpO₂ 100% 声かけに返答した。 ▶検査を中止し、ICUへ搬送した。	

解説 不安定狭心症の検査の際、血管撮影室で起こったアナフィラキシーショックの事例です。血管撮影室など、アナフィラキシーショックが起こりやすい部署では、常にショックが起こることを考えてシミュレーションをしておくと、あわてず迅速に対応できます。

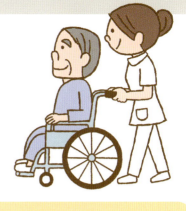

ポイント1 アナフィラキシーを招きやすい薬剤の投与前にはバイタル測定や問診をする

入室前のバイタルサインでは、特に問題なく、意識もはっきりしています。また看護師は、アナフィラキシーの危険因子である喘息がないことについて確認しています。

その後、局所麻酔、カテーテル挿入、ヘパリン®投与までは特に問題なく、バイタルサインの変化もありません。

ポイント2 ほかの原因も考えつつ、状況から造影剤によるアナフィラキシーを疑う

造影剤のイオパミロン®を静脈注射した直後から血圧の低下、頻脈がみられます。不安定狭心症をもつ患者さんであるため、心原性ショックなども考えられますが、胸苦しさや顔面の発赤などからアナフィラキシーが疑われます。アナフィラキシーでは消化器症状が起こることもあり、今回の事例でも、最初に咳が出て、顔面紅潮、その後、嘔吐反射などが現れています。

アレルゲンは麻酔薬のキシロカイン®、抗凝固薬のヘパリン®の可能性も考えられますが、急変の直前に投与した造影剤が原因としていちばんに考えられます。これらアレルゲンと考えられるものは、投与を中止します。

ポイント3 アナフィラキシーと考えられる場合は、迅速に初期対応を行う

血管撮影中の出来事なので、輸液ラインは確保されていました。そのため、昇圧のためのノルアドレナリンや輸液を投与することができました。病棟などで発症し、血管が確保されていないときには、早急に血管を確保することが必要です。

またアナフィラキシーの場合、この後に起こる気道閉塞によって気管閉塞が起こると非常に危険です。気管閉塞に備え、気道の確保や呼吸サポートの準備を行います。この事例では、意識消失しているので、呼吸サポートを行いました。

さらに、血圧上昇による低血圧・ショックへの対応、上下気道閉塞の軽減、蕁麻疹・血管浮腫の軽減などの効果を期待してアドレナリンを筋肉注射しています。気道閉塞の予防、再燃の予防のためにステロイドも投与されました。

この事例では薬剤の効果もあり、血圧も上がってきて移動が可能になったため、ICUに搬送になりました。

起こりやすいショック❸
出血性ショック

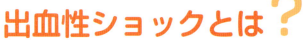

出血性ショックとは？

　出血性ショックとは、循環血液量減少性ショックの1つで、体の中のどこかで出血を起こし、血液つまり循環血液量が失われてしまったことにより起こるショックのことです。出血性ショックが起こりやすい状況と病態を下図に示します。

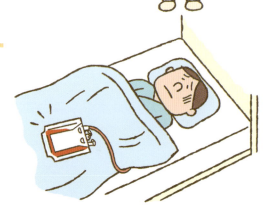

● 起こりやすい状況
- 術中や術後
- 抗凝固薬の使用（ヘパリン®など）
- 侵襲的な検査の最中・後
- 分娩（P95 参照）　など

● 起こりやすい病態
- 消化管出血
  （憩室出血・静脈瘤破裂・消化性潰瘍など）
- 大動脈瘤破裂　● 産婦人科系疾患
- 外傷　など

バイタルサインはどう変わる？

　ショック時には血圧の低下が起こると考えがちですが、血圧低下は出血直後に起こるとはかぎらないので注意が必要です。

　出血性ショックでは、血圧を規定する因子の1つである循環血液量が減少するために血圧を維持できなくなります。血圧が下がると末梢の臓器に血流だけでなく、血流によって運ばれる酸素が届けられなくなるため、各種の重要臓器が循環不全に陥ります。それを避けるために、体はさまざまな調節を行い、血圧を維持しようとします。それをホメオスターシスといいます。

■ 循環血液量の減少を心拍数の増加で補う

　血圧を規定する因子を考えると、心ポンプ作用・循環血液量・末梢血管抵抗の3つが挙げられます。出血性ショックでは、出血により循環血液量が減ることで心臓に戻ってくる血液量が減り、そのために心臓が押し出す血液量である心拍出量が減少します。心拍出量は1分間に心臓から拍出する血液の量のことです。1分間の心拍出量は一回拍出量×心拍数で表されます。

　通常の一回拍出量が70mLで心拍数が80回/分とすると、1分間の心拍出量は5600

出血によるバイタルサインの変化

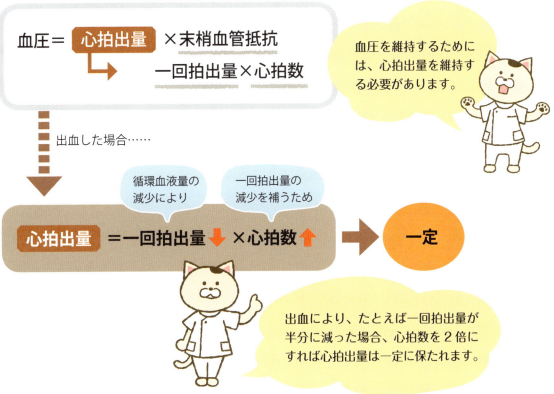

mLになります。

出血により一回拍出量が半分になってしまったとき、この1分間の心拍出量5600mLを保つためにはどうしたらよいでしょうか？心拍数を2倍にすれば、一回拍出量35mL×160回/分＝5600mLになり、同じ心拍出量が保たれます。一回拍出量が半分になっても、心拍数を上げることにより同じ心拍出量を保つことができます。

このような調節が行われるために、血圧が下がるより先に心拍数が上昇するという現象が起こります。つまり、血圧が下がっていなくても、心拍数つまり脈拍が速くなっていたら要注意ということです。

ショックインデックスの値などから重症度を予測できる

では、どのくらい脈拍が速くなっていたら危ないのでしょうか？ 下の表に出血量とバイタルサインの関係を示しました。出血量が15％くらいでは血圧も脈も変化しないことがわかります。出血量15〜30％では、血圧はあまり変化しませんが、脈が速くなってきます。

■ ショックインデックス（SI）とは

ショックの重症度を表す指標として**ショックインデックス**（SI）があります。脈拍数を収縮期血圧で割ったものです。健常な人のバイタルサインを考えてみると、血圧が120/90mmHg、脈拍が80回/分としたときに、SIは、80/120 = 0.67であり、1を超えることは

● ショックインデックス（SI）

$$SI = \frac{脈拍数}{収縮期血圧}$$

ありません。下の表で、通常の収縮期血圧が120mmHgの人の概算変化と脈拍数とでSIを計算してみると、SIが1を超えるのは、15〜30％（500〜1000mL）出血したときになります。ということは、==脈拍が収縮期血圧の数値より大きくなったときは、500mL（ペットボトル1本分）以上の出血の可能性がある==ということです。

あわせてほかのサインもみてみると、いちばん先に現れるのは**不安**であり、15〜30％の出血の時点で、呼吸数の増加、尿量の減少などが現れてきます。患者さんが不安な様子

出血量とバイタルサイン・ショックインデックスの変化

	I	II	III	IV
出血量	15％まで	15〜30％	30〜40％	40％以上
体重50kgとしたときの概算出血量	500mL以下	500〜1000mL	1000〜1500mL	1500mL以上
血圧	不変	不変から軽度低下	低下	著明低下
通常収縮期血圧を120mmHgとしたときの概算変化	120mmHg	100mmHg	80mmHg	60mmHg
脈拍	正常（60〜80回/分）	100回/分以上	120回/分以上	140回/分以上
SI	0.5〜0.7	1以上	1.5以上	2.3以上
呼吸数	正常	20回/分以上	30回/分以上	40回/分以上
尿量	正常	減少	乏尿	無尿
意識	不安	不安	混乱	昏迷・昏睡

を示していたら、何か問題はないか、立ち止まって考えると早期発見につながるかもしれません。

■ 末梢冷感・尿量減少・せん妄・頻呼吸にも注意

もう1つ、体の調節で血圧を維持する方法があります。血圧の規定因子の1つである末梢血管抵抗を上げることです。心臓が収縮して血液を全身に送り出すときには、大血管に対して送り出します。その大血管の抵抗が強ければ、血圧は上がることになります。動脈硬化などで高血圧になるのはそのためです。

血圧が下がりそうな状況になると、体は末梢の動脈を収縮させて血圧を保とうとします。そのため、ショックのときには末梢である手足が冷たくなるのです。

また、循環灌流が低下しているために、腎臓に血流が低下すると尿量低下が起こります。脳の血流（酸素）が低下すると、意識がもうろうとしたり、せん妄が起こったりします。さらに、体が酸素不足を補おうとしたり、代謝性アシドーシスを改善しようとしたりするため、頻呼吸にもなります。

早期発見・対処のポイント

大事なのは、ショックに陥る前に出血を発見すること、ショックに陥っていればいかに早くショックから離脱させるかということです。ショックの時間が長引くと臓器不全となり、救命が難しくなります。

そのためには出血性ショックと認識しなければなりませんが、循環血液量減少性ショックの場合、出血なのか脱水なのか、似たようなバイタルサインの変化となり、判断が難しくなります。見分けるためには「出血している徴候や状況があるか」「貧血のサインがあるか」を考えます。

出血している徴候とは、下血や術後のガーゼ汚染、ドレーンからの排液の量や性状などです。また出血する状況とは、術後や出血の可能性のある検査の後などが考えられます。貧血のサインは、チアノーゼや眼瞼結膜の色調、血算データのHt、Hbなどが下がっていないかなどから判断できます。

■ 出血性ショックへの対応

出血性ショックの場合に行うことは、循環血液量や臓器への血流・酸素化を保つことと止血です。止血するために何らかの処置、手

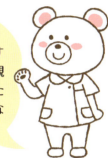

早期にショックから離脱するためには、患者さんを観察し、何か異常を発見したら、迅速に報告し、適切な対処をすることです。

術や内視鏡での止血術などを行うことが多いですが、それらはバイタルサインが安定していないとできないため、まずは循環血液量を保ち、臓器の酸素化を図ることが重要です。循環血液量を保つためには、輸液・輸血を行います。輸液剤の指示をもらうとともに、輸液ルートを確保します。なるべく太い針で、複数のルートを確保することが必要です。

止血方法には止血剤の投与、輸血、手術や手技による止血があります。止血剤は一般的にアドナ®やトランサミン®がよく使われます。輸血は循環血液量を保つだけでなく、凝固因子の補充のためにも行います。そのほか酸素投与、緊急時に備えて蘇生の準備、呼吸の確保なども考慮します。継続的なモニタリングも必要になります。

事例から考えてみよう

事例 血便が2回あったと、救急外来を受診したEさん
（50代・男性）

救急外来受診	自宅でトイレに行ったら、黒い便が出て驚いたので受診したと話した。 **VS** 血圧 152/80mmHg　脈拍数 102回/分 呼吸数 18回/分　SpO₂ 98% 顔色不良ではないが、口唇色がやや薄かった。 ▶採血し、上肢から20G針挿入、ソルデム1®を開始する。 　Hb 8.6g/dL　Ht 25.8% 　CT撮影し、大腸憩室出血疑いで入院となった。	黒色便や貧血の症状から消化管出血の可能性が高い **ポイント1** ▶SIを確認する
翌日	下部内視鏡検査で、止血した。	
3日目の朝	ナースコールで訪室するとトイレであおむけに倒れていた。 **VS** 血圧 105/56mmHg　脈拍数 80回/分 呼吸数 16回/分 意識ははっきりしていたが、倒れたときのことは覚えていないという。 ▶採血をするとHb 8.2g/dL　Ht 24.3%だったので、輸血を行った。	単なる転倒か確認する必要がある **ポイント2**
4日目の朝	採血の結果はHb 8.3g/dL　Ht 23.6%だった。	
4日目のお昼ごろ	トイレに行きたいとコールがあった。 **VS** 血圧 103/63mmHg　脈拍数 81回/分 トイレに行くため端坐位にしたところ気分が悪くなったため、バイタルサインを測定。 **VS** 血圧 97/46mmHg　脈拍数 118回/分 ▶臥床させ経過観察した。 床上での排便に切り替え、準備している間に意識消失。橈骨動脈に触れず血圧測定不可となり、血便を失禁。BLS開始とともに医師に連絡し、輸液と輸血を開始した。 **VS** 血圧 111/69mmHg　脈拍数 100回/分 呼吸数 18回/分 ▶緊急血管撮影で止血し、その後ICUへ入室となった。	この時点でのSIを考えると高い値になっている **ポイント3**

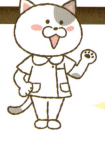

出血が疑われる場合は、SIを意識してアセスメントを行いましょう。また止血した後も経時的に観察を続けることが大切です。

解説 これは消化管出血で救急外来を受診した患者さんが、止血後、入院中に再度出血して出血性ショックに陥った事例です。出血性ショックの場合にどのようなところに注目すればよいか、またどのような対処が必要になるかを頭に入れておくとよいでしょう。

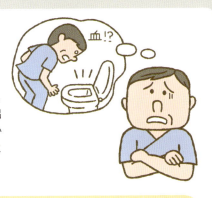

ポイント1　主訴やバイタルサインの値などから、消化管からの出血を想定して対応する

黒色便を主訴に救急外来を訪れた患者さんなので、**消化管出血**が想定できるでしょう。バイタルサインは、血圧が高いために SI は 0.7 で問題になりませんが、**脈拍数や呼吸数が通常よりも速いことに注意**が必要です。また、顔色は悪くないですが口唇の色が薄いと観察していることから**貧血**が想定できます。

循環血液量を確保するためにルート確保を行い、輸液をしています。輸血を行うことも考慮し、20G で血管を確保しています。憩室出血が疑われたため内視鏡で止血されました。しかし、それで、**完全に止血できたかどうかは、継続的に観察が必要**になります。

ポイント2　単なる転倒と決めつけず、出血による血圧低下の可能性も考える

この事例の場合、内視鏡検査の翌日、トイレで倒れていました。単なる転倒と考えてしまうかもしれませんが、**出血があって血圧低下で倒れた可能性を考える**ことが必要です。

血圧が低かったこと、検査値で Hb、Ht が低かったことから輸血を行っています。しかし、その後も検査値が改善していないことから、**出血が続いていることが予測**できます。

ポイント3　これまでの状況から出血性ショックを想定して、次の行動を考えていく

4日目、トイレに行きたいとコールがあり、103/63mmHg と若干の血圧低下と考えつつ、トイレ誘導しようとしますが、端坐位にし、頭部が上がったことで血圧が下がり、脈拍数が上がります。この時点で **SI は 1.1** で、**1000mL ほどの出血**が考えられます。その後、急変し急変時対応になるわけですが、出血性ショックが想定されるので、**循環血液量を増やすために、輸液・輸血**を行いました。

そして、止血する方法として、再度の下部内視鏡か血管撮影による止血術かという選択になり、後者によって止血し、ICU へ入室となりました。

出血性ショックであれば、循環血液量を保つために、**輸液や輸血をすること**、止血のために**内視鏡や血管撮影を行うこと**を想定しておけば、何をすればよいのか行動に結びつけることができます。

起こりやすいショック④
心原性ショック

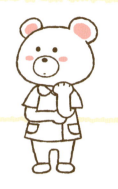

心原性ショックとは？

　心原性ショックとは、「心ポンプ失調により末梢および全身の主要臓器の微小循環が著しく障害され、組織低灌流に続発する重篤な病態」[*1]と定義されます。つまり、心臓の収縮力に問題が起こってショックに陥り、主要な臓器への血流が滞っている状態を指します。

■ 心原性ショックが起こる原因

　心原性ショックの原因には、心筋性、機械性、不整脈によるものがあります。心筋梗塞による壊死や心筋炎などの炎症によって心筋に障害が起こり、十分な収縮力が保てなくなって生じた場合を心筋性、心臓の中にある弁や心室中隔などの障害により逆流やシャントなどを起こし、血液を駆出することができなくなった場合を機械性、心臓が刺激伝導系の異常な活動により正常なポンプ機能を果たせない状態となりショックに陥った場合を不整脈性としています。

● 心原性ショックの原因

心筋性
心筋梗塞による壊死や心筋炎などの炎症によって心筋の収縮力が低下して起こる。

機械性
心臓に構造的な問題が発生し、逆流やシャントなどが起こって血液がうまく循環できずに起こる。

不整脈
刺激伝導系がうまく働かず、心臓が正常なポンプ機能を果たせないことで起こる。

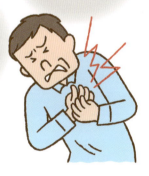

バイタルサインはどう変わる？

　心原性ショックが起こった場合、バイタルサインは血圧の低下、脈圧の低下、頻脈を示します[*2]。1分間の心拍出量は一回拍出量×心拍数で表されます。心臓のポンプ機能が低下して一回拍出量が減ったとき、心拍出量を保つために心拍数を増やすことで対応しようとします。

　それでも徐脈になった場合にはさらに心拍出量が低下することになり、収縮期血圧90mmHg未満、もしくは通常血圧より30mmHg以上の低下がみられ、意識障害、乏尿、四肢冷感、チアノーゼなどが起こります[*3]。その他、付随する症状は、心原性ショックの原因によって異なります。虚血性心疾患であれ

[*1]『急性心不全治療ガイドライン（2011年改訂版）』（日本循環器学会他／2011年／P7）より
[*2]『看護テキスト作成ワーキンググループ編集 集中治療看護師のための臨床実践テキスト』（一般社団法人日本集中治療医学会／2018年／P73）より

ば胸痛を、弁膜症にともなうものであれば呼吸困難感を訴えることが多くなります。大動脈弁狭窄症や徐脈性不整脈では意識障害や失神をともなうこともあります[*2]。

■ **心不全の症状は Wet と Cold で表す**

心不全で現れる症状は、そのパターンにより異なりますが、**うっ血所見（Wet）** と **低灌流所見（Cold）** で表されます。うっ血がみられるパターンでは、心臓の血液を送り出すポンプ機能、特に左心室の機能が低下し、肺循環で左心系に戻ってくる血液を受け止めきれずに肺うっ血になります。さらに体循環から心臓に戻ってくる血液も受け止めきれず、静脈還流が悪くなり、浮腫や肝うっ血になります。したがって、うっ血所見は起坐呼吸、頸静脈怒張、異常呼吸音のラ音、腹水、浮腫などの症状です。

もう1つの病態である低灌流は、心臓のポンプ機能が低下することで、血液を送り出すことができず低心拍出の状態になることです。低灌流所見としては、脈圧の低下、低血圧、四肢冷感、意識障害などがあります。

この2つの所見で心不全をパターン分類したのが **Stevenson/Nohria 分類** です[*4]（P174の図参照）。心原性ショックは、Dry & Cold または Wet & Cold になります。

心不全でうっ血が起こる機序

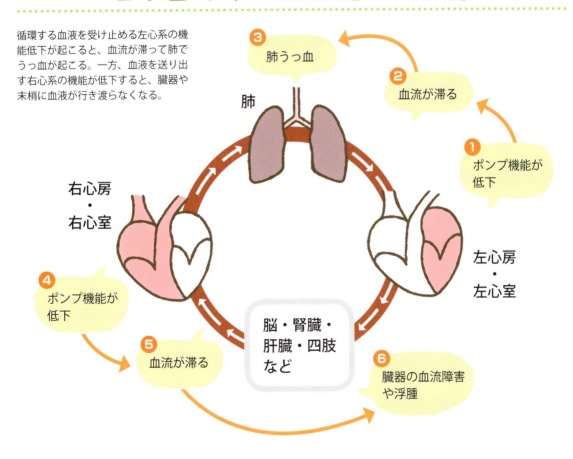

循環する血液を受け止める左心系の機能低下が起こると、血流が滞って肺でうっ血が起こる。一方、血液を送り出す右心系の機能が低下すると、臓器や末梢に血液が行き渡らなくなる。

① ポンプ機能が低下
② 血流が滞る
③ 肺うっ血
④ ポンプ機能が低下
⑤ 血流が滞る
⑥ 臓器の血流障害や浮腫

[*3]『急性・慢性心不全診療ガイドライン（2017年改訂版）』（日本循環器学会 / 日本心不全学会 /2018年 / P18）
[*4] Clinical assessment identifies hemodynamic profiles that predict outcomes in patients admitted with heart failure.（Anju Nohria, Sui W Tsang etc. / 2003年 / P1797-1804）

Stevenson/Nohria 分類と治療方針

	Dry（うっ血なし）	Wet（うっ血あり）
Warm（低灌流なし）	うっ血や低灌流所見なし **治療方針** ● 経口心不全薬	うっ血所見はあるが低灌流所見なし **治療方針** ● 利尿薬や血管拡張薬
Cold（低灌流あり）	うっ血所見はないが低灌流所見あり **治療方針** ● 輸液 ● 循環心不全が遷延すれば強心薬	うっ血所見・低灌流所見あり **治療方針** ● 強心薬 ● 血圧維持後に利尿薬 ● 反応がないときは補助循環

早期発見・対処のポイント

　心原性ショックの患者さんに遭遇した場合、早急に対応しなければ心停止など生命にかかわる重篤な事態に陥る可能性があります。まずは医療者を集め、**一次救命処置**に従って対応します。**呼吸の確保**（バッグバルブマスクや人工呼吸、酸素投与）や**循環の確保**（静脈ライン）を行い、心電図やパルスオキシメータなどを装着し、集中治療が行える場所に搬送します。

　その後に必要となる治療については、上記のStevenson/Nohria分類のどのパターンに分類されるかで、治療方針が決まってきます。

Dry & Coldであれば輸液や強心薬が使用されますが、Wet & Coldであれば強心薬や利尿薬を用い、それでも改善しなければPCPSのような補助循環が使われることも想定します。

　さらに心原性ショックの原因となっている疾患により、その先の治療が変わります。心筋梗塞であれば血管造影検査や治療の施行、重症不整脈であれば抗不整脈薬投与やカルディオバージョンというように、その疾患に対する治療をすることになります。

事例から考えてみよう

事例 自宅で意識消失し、救急搬送となったFさん
（50代男性・既往歴：心原性脳梗塞）

AM 6:00	自宅で動悸を感じた。そのあと倦怠感を感じた。
AM 8:00ごろ	胸が締めつけられる感じがしたがすぐに消失した。
PM 11:45	再び動悸がして、多量の発汗があった。トイレに行こうとしたところで、意識消失し、妻が通報して救急搬送となった。 救急隊の記録： 体温 35.8℃、血圧 90/60mmHg　脈拍数 78回/分 呼吸数 18回/分　SpO₂ 97% JCS：0　瞳孔不同なし、対光反射良好
翌日 AM 0:15	**VS** 体温 36.0℃、血圧右 88/70mmHg　左 90/68mmHg 脈拍数 68回/分　呼吸数 16回/分　SpO₂ 96% 胸痛や胸部不快はなし、末梢冷感、冷汗、口唇チアノーゼ 呼吸困難感なし　JCS：0　瞳孔不同なし、対光反射良好 四肢の浮腫はなし、呼吸音は清明 ▶ 12誘導心電図検査（Ⅱ、Ⅲ、aVFのST低下）、採血、 　20G針挿入、ソルデム1®投与開始　心エコー、 　ポータブル胸部レントゲン施行　膀胱留置カテーテル挿入
AM 1:00	**VS** 血圧 88/76mmHg　脈拍数 86回/分 呼吸数 16回/分　SpO₂ 96% ▶ 医師の指示にて、バイアスピリン®や抗血小板剤を内服する。 　バッグバルブマスクを準備、 　移動式モニターでモニタリングしながら、血管撮影室に搬送し、 　血管撮影施行となった。冠動脈の狭窄はなく、 　観察のためCCUへ入室となった。

> Stevenson/Nohria分類ではどこに当てはまる？ **ポイント1**

> 急変する可能性を常に考える **ポイント2**

解説　心原性脳梗塞が既往があり、以前から不整脈を時々起こしていた患者さんであるという点に注目します。今回も動悸を訴えているので、心房細動など頻脈性の不整脈を起こしている可能性を考えます。

ポイント1　バイタルサインから情報を集めていく

入室時、収縮期血圧は90mmHg以下で、脈圧も18mmHgしかなく、低心拍出を表しています。解離性大動脈瘤といった血管の問題の有無を調べるために左右の血圧を測定していますが、ほとんど左右差はありません。

低灌流の徴候がある一方、うっ血の所見がないため、P174の表の分類ではDry & Coldに該当します。必要な治療は輸液で、このまま血圧が上がらなければ強心薬を投与します。

ポイント2　急な心停止の可能性を考え、準備をしておく

薬を内服後、血管撮影室に搬送しました。結果的に冠動脈に狭窄はなく、おそらく頻脈が持続して低灌流になった結果、血圧が下がり、起立にともなって失神、それにより冠動脈への血流が減少したと考えられます。

看護師は診断にかかわる業務を行いながら、急変に備えて、輸液ルートの確保、モニタリング、移動用モニターやバッグバルブマスクを準備するなどの行動をしました。

起こりやすいショック❺
心タンポナーデによるショック

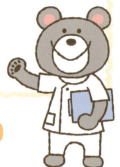

心タンポナーデによるショックとは？

心タンポナーデによるショックは、心外閉塞・拘束性ショックのうちの1つです。
「心囊内に多量の液体（もしくは気体）が貯留し、心の拡張障害から心拍出量低下によるショックと冠血流低下による突然の心停止を引き起こす緊急度の高い病態。心囊内には、通常50mL程度の心囊液が存在するが、心囊内への出血などにより急激に血液が貯留した場合、比較的少量の血液（100mL程度）で、急性の心タンポナーデが発生する」[*1]とされています。

■ 心臓の機能そのものには異常がない

つまり心タンポナーデは、==循環血液量や心臓のポンプ機能に異常はないものの、心臓を取り囲む心囊の中に水や血液が貯留することによって、心臓自体の収縮や拡張の機能を阻害した状態==をいいます。心臓を外から押さえつけて動かなくしている状態を想像してみるとよいでしょう。

起こりやすいのは、心筋梗塞などで心筋が脆弱になり、心臓の中の血液がしみ出した場合や、心臓血管外科の術後、心囊内にたまった血液を排出するドレーンの閉塞に気づかない場合などです。心タンポナーデの原因としてはそのほか、右に挙げたものなどが考えられます。

心タンポナーデが起こる仕組み

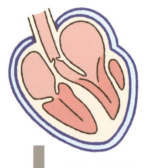

正常
通常、心臓は心膜と呼ばれる薄い2枚の膜に覆われている。この間は液体で満たされていて、スムーズな収縮ができる。

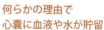
何らかの理由で心囊に血液や水が貯留

心タンポナーデ
心臓が周囲の液体に圧迫され、うまく収縮できないために、血液を送り出すことができなくなる。

● 心タンポナーデの原因となるもの

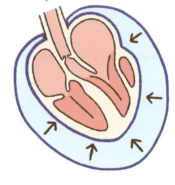

- 心筋梗塞
- 術後出血
- 急性心外膜炎
- 悪性腫瘍
- 外傷
- 急性心筋梗塞に続発する心破裂
- 急性大動脈解離

[*1] 日本救急医学会用語集より

バイタルサインはどう変わる？

心タンポナーデになると心臓の収縮と拡張が妨げられてポンプ機能が低下し、静脈から心臓に帰ってくる血液を受け取れなくなりますが、バイタルサインもこの状態を示す値に変化します。

■ 脈圧が小さくなるのが特徴

当然血圧は低下し、頻脈にもなりますが、特徴的なのは脈圧が小さくなることです。脈圧とは、収縮期血圧と拡張期血圧の差、つまりポンプ機能の有効性を表しています。脈圧が十分あればポンプ機能を果たしているといえますが、ポンプ機能が果たせなくなると脈圧は小さくなります。健常の場合、血圧120/80mmHg なら脈圧は 40mmHg です。仮にこれが 100/80mmHg となれば、脈圧は 20mmHg であり、通常の半分の収縮・拡張しかしていないことになります。

■ 中心静脈圧の上昇や頸静脈怒張にも注意

その他の徴候として、中心静脈圧を測定している場合は中心静脈圧の上昇、測定していなければ、頸静脈の怒張が観察できます。教科書的には、Beckの三徴（頸静脈怒張、低血圧、心音減弱）、奇脈（吸気時に最大血圧が 10mmHg 以上低下し、吸気時に小脈となる現象[*2]）、クスマウル徴候（吸気時に右房圧の上昇が著明となり、吸気時に頸静脈の怒張が顕著となる[*2]）などといわれています[*1]。診断は、心臓超音波検査で行われます。

● 心タンポナーデの徴候

- ☐ 血圧低下
- ☐ 頻脈
- ☐ 脈圧の低下
- ☐ 中心静脈圧の上昇または頸静脈怒張

早期発見・対処のポイント

第一印象から心タンポナーデと気がつくことは難しいかもしれませんが、一般的なショックのバイタルサインや徴候を示すので、まずは、ショック状態であることに気づくことが必要です。その上で、なぜショックを起こしているのかを考えます。その患者さんのいつものバイタルと比べてみると違いがわかるかもしれません。ICU の看護師であれば、チャートを見て、脈圧が少しずつ小さくなっていれば、疑ってみる必要があります。

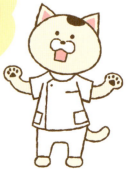

まずはショックであることに気づくこと。それから原因を探索していきましょう。

[*2]『図解 循環器用語ハンドブック（第3版）』（堀 正二他/メディカルレビュー社/2015年）より

■ 治療では多くの場合、手術が必要

心タンポナーデの診断は、心エコーなどで行われます。確定されたら、対処方法は、心嚢穿刺か心膜開窓術です。現在は、安全のために心膜開窓術を手術室で行うことが一般的です。手術が予測されたら、手術室やスタッフの手配、患者さんへの説明・同意などの準備が必要になります。

知っておきたい

心臓血管外科術後、当日〜翌日は心タンポナーデが起こりやすい

心臓血管外科術の合併症としては、出血、心タンポナーデ、不整脈、低心拍出症候群、肺炎などがありますが、当日から翌日にかけては、特に出血に注意する必要があります。出血にともなってきちんとドレーンからの血液が排出されないと心タンポナーデになります。

術後、心嚢ドレーンが入っている状態では、ドレーンが閉塞していないかを注意して観察します。ドレーンからの排液が持続的にあるか、ドレーンの移動があるか（ドレーン内の排液が心臓の拍動にあわせて動いているか）を確認して、閉塞の可能性があれば、医師に連絡して許可をとり、ミルキングなどを行って、閉塞を解除します。

心タンポナーデへの対処の流れ

ショックの徴候
血圧低下、頻呼吸、頻脈といった症状が現れた場合はショックを疑う

↓ 心タンポナーデが疑われる場合

診断
心エコー

↓ 心タンポナーデと確定

治療
❶ 心嚢穿刺
❷ 心膜開窓術
治療法としては心膜開窓術が選ばれることが多く、手術室での処置が必要となる。手術が予想されたら、それに対する準備を行っておくとよい。

手術が予測されたら……
- ☐ 手術室の手配
- ☐ スタッフの手配
- ☐ 患者さんへの説明
- ☐ 患者さんへの同意

診断後の流れを知っておくことが迅速な対応につながります。

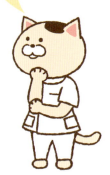

事例から考えてみよう

事例 大動脈弁狭窄症に対して大動脈弁置換術の手術をしたGさん
（60代・男性）

PM 6:00	ICUに入室し、人工呼吸器装着のまま、経過した。 **VS** ドーパミンの持続投与で血圧 110〜120/70〜80mmHg 脈拍数 80回/分 呼吸数 16回/分　SpO₂ 98%　CVP 7〜8mmHg で経過していた。 心嚢ドレーンからは 50mL/h 程度の血性の排液があった。
翌日 AM 0:00〜2:00	0時から2時までに 160mL の血性の排液があり、 その後、10mL/h の排液になった。 ドレーンの拍動性移動が消失していたので、医師に報告したが、 様子をみることになった。 3時間ごとに利尿剤投与の指示があり、尿量は、50〜80mL/h 程度だった。
AM 8:00	**VS** 血圧 100/80mmHg　心拍数 80回/分 呼吸数 18回/分　CVP 10mmHg 覚醒していて、少し体を動かしていた。
AM 8:30	**VS** 急に血圧 80/60mmHg まで低下 心拍数 100回/分　CVP 16mmHg ▶医師に報告してドーパミンの投与量を上げ、輸液を全開にしたが さらに血圧は 60mmHg 台まで低下。 その場で再開胸になり、心嚢内の血液を回収することで改善した。

> ドレーン排液の様子から考えられることは？
> **ポイント1**

> ドーパミンの効果がなく心タンポナーデと考えられる
> **ポイント2**

解説 この事例は、開心術後の当日から翌日にかけての出来事です。
今回は原因がはっきりしていて、ICUでの出来事だったため、すぐに対応することができました。

ポイント1　ドレーン排液の急な減少から異常が考えられる

　この事例では術直後は血圧や脈は安定し、ドレーンからも 50mL/h 程度の排液がありました。0時から2時までは 160mL の血性の排液が出ていましたが、その後、急にドレーンからの排液が減り、拍動性移動が消失していることからドレーンの閉塞が想定されます。
　時間とともに排液が減り、排液の性状が薄くなれば出血が止まってきたと判断できますが、今回は血性のまま突然排液量が減ったこと、ドレーンの移動がなくなったため、出血は持続していてドレーンが閉塞していることが考えられます。

ポイント2　心タンポナーデの場合、昇圧剤では効果が出ない

　結果的に心タンポナーデが起こり、8時には血圧 100/80mmHg と脈圧が 20mmHg しかない状態になりました。利尿剤を投与して尿量が順調に出ているのに CVP が 10mmHg と下がっていないことにも注意します。
　その後も病状が進み、血圧の低下、頻脈が現れますが、昇圧剤のドーパミンを増やしても改善されません。心タンポナーデの場合は、心臓と心嚢膜の間の血液で心臓を圧迫しているため、薬剤で心臓の動きを強化しようとしてもその圧迫が解除されないかぎり、改善されません。

第4章　病態とバイタルサイン　①ショック（心タンポナーデによるショック）

2 脳血管障害

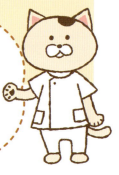

脳は生命を維持するうえで大切な器官で、障害が進行すると生命にかかわります。早期発見・早期対応のために必要なことを知っておきましょう。

脳血管障害とは？

脳血管障害とは、血管病変が原因で引き起こされる脳疾患の総称をいいます。血管病変には血管が破綻することで起こる出血性疾患と血管の閉塞や狭窄にともなう虚血性疾患があります。

脳血管障害は、一般的には脳卒中の同義語として扱われることがありますが、現在では症状を呈していない無症候性の疾患も治療の対象となることが多く、脳血管障害が必ずしも脳卒中ということにはなりません。

脳血管障害は、以下の図のように4つに分類されます。そのうち脳梗塞は臨床分類によりラクナ梗塞、アテローム血栓性脳梗塞、心原性脳塞栓、その他の4つにさらに分けられます。

脳血管障害の分類（NINDS-Ⅲ）

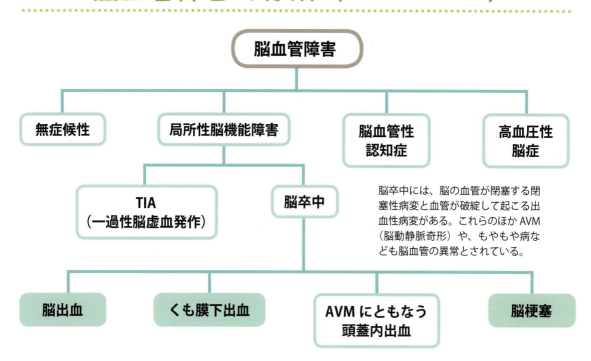

脳卒中には、脳の血管が閉塞する閉塞性病変と血管が破綻して起こる出血性病変がある。これらのほかAVM（脳動静脈奇形）や、もやもや病なども脳血管の異常とされている。

バイタルサインはどう変わる？

脳卒中の急性期で脳梗塞の拡大・出血の拡大、くも膜下出血が疑われる場合には、病型や進行の時期から脳動脈瘤再破裂、脳浮腫、脳血管攣縮（れんしゅく）などの症状を予測できる場合があります。

発症後の経過からどんな症状が出現するのか、病巣部位によって出現する症状は何かを理解した上で、意識レベルや神経所見を観察し、異常の早期発見につなげることができます。

脳ヘルニアをきたすとバイタルサインに大きな影響が出る

出血や梗塞の拡大、脳浮腫の影響により頭蓋内圧が亢進することで**脳ヘルニア**をきたした場合は、**瞳孔不同**が出現します。**クッシング現象**により血圧は徐々に上昇し、徐脈となります。呼吸は、徐々に**チェーンストークス呼吸**となり、**失調性の呼吸**へと変化していきます。意識は、**進行性の意識障害**を認めます。

■ 代償期の段階で脳ヘルニアに気づきたい

脳ヘルニアの徴候を理解しておくと、バイタルサインの変化を見逃さずに医師へ報告することができます。代償期のタイミングで脳ヘルニアの徴候に気づけば、緊急で外科的処置や浸透圧利尿剤の投与が行われ、救命できる可能性があります。しかしこの期の症状を見逃すと非代償期に至り、救命が不可能となります。

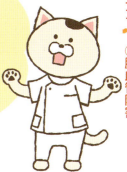

頭蓋内圧が上昇すると脳血管が圧迫されて血流が減少します。これを補うために起こるのがクッシング現象です。

知っておきたい

小脳出血

小脳出血の多くは、上小脳動脈から分岐した穿通枝が破綻することで発症します。特徴的な症状には、突然の強い頭痛、嘔気・嘔吐、回転性のめまい、歩行障害などがあり、四肢の運動麻痺は認めないことが特徴です。また、病側に小脳失調症状を認めます。共同偏視を認める場合は健側に向きます。

血腫の増大は、発症後数時間〜6時間ほどを経て完成されることが多く、再出血予防のためには、血圧のコントロールが大切になります。小脳は脳幹のすぐ背側に位置しており、血腫の増大、脳浮腫により脳幹が圧迫されると第4脳室の圧迫閉鎖・第4脳室穿破にともなって急性水頭症をきたし、意識障害が急速に進行する可能性があります。脳幹圧迫による障害として意識障害、外転神経麻痺、呼吸障害が出現する可能性があります。

P186では小脳出血の事例を紹介します。

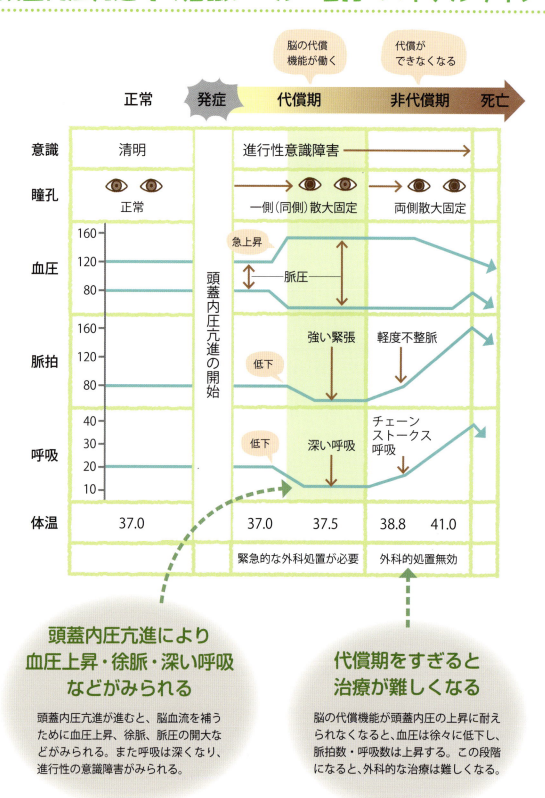

早期発見・対処のポイント

脳血管障害を認めた患者さんの緊急時の傾向として、**意識レベルの低下**、**痙攣発作**、**麻痺**などの症状がみられます。さらに頭蓋内圧亢進時には、頭痛、嘔気・嘔吐の出現、脳幹が圧迫されることで、異常呼吸や循環動態に変調をきたします。意識障害の有無を観察し、あわせて瞳孔所見や四肢麻痺の有無などの神経所見を観察します。

■ 神経所見とあわせて呼吸の確認も

呼吸の観察として、回数、深さやリズム、呼吸のパターンを観察します。脳幹部に障害があると、呼吸中枢を圧迫されることで不規則な呼吸を認めることがあります。先ほども述べましたが、脳ヘルニアの場合でも、脳幹が圧迫されていくことで、チェーンストークス呼吸などの異常呼吸のパターンが出現します。これらを認めた場合、何らかの原因で気道が閉塞していれば気道確保を行います。あわせて、上述した神経所見やバイタルサインも観察していきます。

脳血管障害のある患者さんの観察ポイント

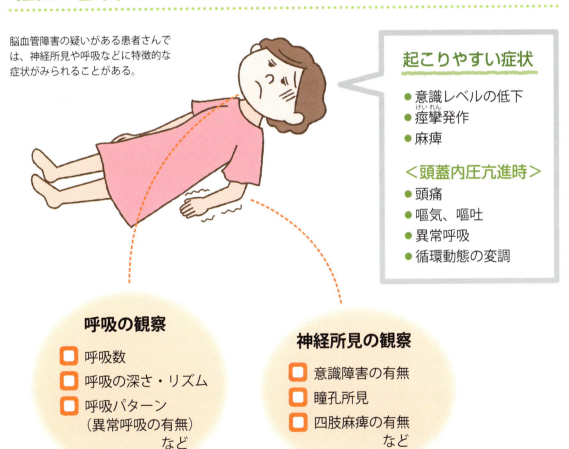

脳血管障害の疑いがある患者さんでは、神経所見や呼吸などに特徴的な症状がみられることがある。

起こりやすい症状
- 意識レベルの低下
- 痙攣発作
- 麻痺

<頭蓋内圧亢進時>
- 頭痛
- 嘔気、嘔吐
- 異常呼吸
- 循環動態の変調

呼吸の観察
- ☐ 呼吸数
- ☐ 呼吸の深さ・リズム
- ☐ 呼吸パターン（異常呼吸の有無）
  など

神経所見の観察
- ☐ 意識障害の有無
- ☐ 瞳孔所見
- ☐ 四肢麻痺の有無
  など

脳循環自動調節能

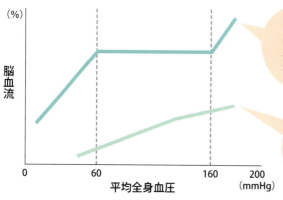

自動調節能が正常な場合、全身血圧が60～160mmHgであれば、脳血流量はほぼ一定になるよう調節機能が働く。

虚血などにより自動調節能が障害されると、全身血圧の低下の影響を受け、脳血流量も低下してしまう。

 脳循環自動調節能が低下しているときに降圧すると、血圧の低下にともなって脳血流量も低下してしまう

■ 降圧は慎重に行う

脳卒中の発症が疑われる際、高血圧がみられることがありますが、くも膜下出血が強く疑われる場合を除き、高血圧に対する治療は病型が確定してから実施します。脳卒中急性期には脳循環の自動調節能が働かないことがあるためです。

本来脳には血圧の変動に対して脳血流を一定に保つ働きがあります。しかし、脳卒中により自動調節能が障害されると、脳血流は血圧に依存した状態になります。血圧の低下にともない脳血流が低下することになるため、このときに過剰な降圧を実施すると脳血流が減少し、虚血になってしまいます。

頭蓋内圧が亢進している場合まずは悪化を予防

頭蓋内圧が亢進している場合、さらなる悪化を防ぐために頭部を20～30°挙上し、頸部は屈曲しないようにします。頭部を挙上、頸部の屈曲・圧迫を避けることで静脈灌流が促され、頭蓋内圧を低下させることができます。

低酸素血症になると頭蓋内圧亢進が助長されるため、必要な場合は酸素投与を行い、低酸素血症にならないように努めます。$PaCO_2$が上昇すると、血管の拡張により脳血流が増大して頭蓋内圧が亢進するため、$PaCO_2$ 30～35mmHgを保つことで頭蓋内圧亢進を予防します。脳浮腫に対する内科的治療として、浸透圧利尿剤の投与があります。また外科的治療としては、血腫除去術、脳室ドレナージ、内外減圧術があります。

脳梗塞の急性期治療ではrt-PA治療の迅速な実施を目指す

急性期脳梗塞の治療として、発症後4.5時間以内で適応があれば経静脈的血栓溶解療法（rt-PA：アルテプラーゼ）を行います。「発症後4.5時間以内であっても治療開始が早いほど良好な転帰が期待できる。このため患者が来院した後少しでも早く（遅くとも1時間以内に）アルテプラーゼ静注療法を始めるこ

頭蓋内圧亢進がある場合の看護のポイント

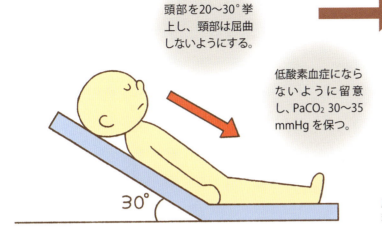

頭部を20～30°挙上し、頸部は屈曲しないようにする。

低酸素血症にならないように留意し、$PaCO_2$ 30～35 mmHgを保つ。

内科的治療
- 浸透圧利尿剤の投与

外科的治療
- 血腫除去術
- 脳室ドレナージ
- 内外減圧術

脳浮腫に対しては、内科的治療と外科的治療の2つのアプローチがある。

とが望ましい」*とされています。

閉塞した血管により生じた虚血の中心部はすぐに壊死してしまい不可逆ですが、その周囲にはペナンブラと呼ばれる可逆性の領域が存在しています。この部位を救うためにも、rt-PA療法をできるだけ早期に実施する必要があります。

このことからも、適応患者がスムーズに治療が受けられるように医師を中心としたチームで診療体制を整えていく必要があります。

くも膜下出血の場合は再破裂を防ぐケアを行う

くも膜下出血の場合、術前は脳動脈瘤の再破裂予防に努めます。再破裂が起こると多くは重篤になるため、不必要な刺激は避けるようにします。

高血圧などが再破裂を招く恐れがあるため、血圧管理、鎮痛・鎮静管理を十分に行います。瞳孔所見や四肢の運動麻痺などの観察も場合によって刺激になることが多いため、医師に確認し必要最低限の観察にとどめます。ベッドサイドで患者さんを観察する際、自発的な動きがあった場合に四肢の動きに左右差がないかなどをあわせて確認すれば、改めて痛み刺激などを加えた麻痺の観察をしなくても情報を得られる場合があります。

鎮痛・鎮静管理を実施すると、呼吸抑制が出現する可能性があります。呼吸状態の観察もしっかり行い、呼吸抑制を認める場合は医師に報告します。

また、くも膜下出血により脳血管が一時的に細くなる現象が起こることがあります（脳血管攣縮）。遅発性虚血性神経脱落症状などがみられ、出血後4～12日に発症のピークがあるといわれています。

脳血管攣縮を発症する可能性がある期間は、常にそのことを念頭に置いて観察する必要があります。疑わしい症状が現れた場合はすぐに医師へ報告し、必要時脳血管撮影を行い、所見があればファスジル塩酸塩水和物の動脈注射やPTA（Percutaneous Transluminal Angioplasty）の治療を実施することもあります。

*『rt-PA（アルテプラーゼ）静注療法 適正治療指針 第二版』（日本脳卒中学会 脳卒中医療向上・社会保険委員会 rt-PA（アルテプラーゼ）静注療法指針改訂部会／2012年（2016年一部改訂）／P3）より引用

事例から考えてみよう

事例 右小脳出血のために入院中のHさん
（56歳・男性・既往歴：高血圧）

PM 3:00 右小脳出血が見つかり、入院。
VS 収縮期血圧 160mmHg台　心拍数 70回/分
ルームエアー下　SpO₂ 99%　呼吸数 18回/分で規則的
JCS：I-10　GCS：E3V5M6　瞳孔 3.0mm 正円で左右差なし
直接・間接とも対光反射は迅速にあり　四肢麻痺なし
右指鼻テスト拙劣　回転性めまいあり　嘔気・嘔吐あり
▶降圧剤持続投与を開始し収縮期血圧 140mmHg 未満でコントロール実施。

PM 9:00 看護師が検温に訪室すると、いびきをかいて寝ている。
VS 収縮期血圧 160mmHg台
舌根沈下様の呼吸であり、SpO₂ 91%と低下
JCS：III-100　GCS：E1V1M5　瞳孔 1.5mm 正円で左右差なし
縮瞳しているが、直接・間接とも対光反射はあり
▶再出血の疑いがあるため、CTを行った。
　その結果、再出血が認められたため、緊急手術を行った。

> 意識レベルの低下がみられる再出血の可能性？
> **ポイント1**

解説 この事例は、小脳出血で入院していた患者さんが再出血を起こしたものです。発症急性期は再出血の可能性が高いため、意識障害が進行する可能性、瞳孔不同・対光反射の消失などに留意しながら観察していくことが大切になります。

ポイント1 意識レベルの低下から再出血を疑ってアセスメントする

いびきをかいて寝ていることから意識障害の可能性を考えて観察します。まず、呼吸、血圧などのバイタルサインをチェックし、必要なら気道確保や、循環動態の安定化を図りながら、おおまかな意識レベルのチェックを行います。この事例では、舌根沈下様の呼吸がみられSpO₂ 91%と低下していることから、意識障害により舌根沈下をきたしている可能性があります。下顎挙上などで用手的に気道を確保し、必要ならば経口エアウェイ挿入を実施します。低酸素血症が否定されるまでは酸素投与を行い、重症時には気管内挿管を実施します。

意識障害によって、気道内分泌物を出せていないことも考えられるので吸引の処置も必要ならば実施します。脳ヘルニアによる呼吸障害の出現も考慮に入れながら、呼吸数・呼吸パターンもあわせて観察していきます。

収縮期血圧が 140mmHg 以上となっているため、必要時には降圧剤を追加します。また、意識レベル・瞳孔所見の確認をはじめとする神経所見もチェックします。発症急性期は再出血の可能性が高いため、意識障害が進行する可能性、瞳孔不同・対光反射の消失などに留意しながら観察していくことが大切です。

この事例では小脳出血の再出血が疑われたため、至急医師への報告と頭部CT撮影の準備を実施しました。出血拡大による急性水頭症を認めたため、緊急手術となる可能性を考えて、手術出棟の準備も進めていきました。

さくいん

欧文

A-aDO$_2$ … 37
AIUEO TIPS … 61
ATP … 32
Aライン … 22
BPS … 146
CaO$_2$ … 38
CO$_2$産生量 … 34
CO$_2$ナルコーシス … 35
CPOT … 146
CRT（毛細血管再充満時間）… 17,152
DBP →拡張期血圧
DO$_2$ … 38
ERCP … 128
FPS … 68
GCS … 58,60
Hb … 38
HCO$_3^-$ … 41
JCS … 58
LVEF … 19
MAP →平均血圧
NRS … 68
PaCO$_2$ … 34,41
PaO$_2$ … 37,41
PaO$_2$/FiO$_2$ … 37
PAT … 83
pH … 41
PLR … 18
Quick SOFA（qSOFA）… 154
RASS … 144
SAS … 144
SaO$_2$ … 41
SBP →収縮期血圧
SI →ショックインデックス
SIRS … 120
SOFAスコア … 154
SpO$_2$ … 38,45
Stevenson/Nohria分類 … 173
VAS … 68
V/Qミスマッチ … 37
VRS … 68

あ行

悪性症候群 … 106
亜昏迷 … 109
アシデミア … 41
アシドーシス … 41
アナフィラキシー … 19,160
アナフィラキシーショック … 153,160
アメンチア … 55
アルカレミア … 41
アルカローシス … 41
アルコール離脱せん妄 … 109
意識 … 54,80,95,100,109
意識障害 … 54,152
意識の変容 … 54,154
意識レベル … 54
一回換気量 … 34,86
一回拍出量 … 14,85,166
齲音 … 41
インフュージョンリアクション … 138
うっ血所見（Wet）… 173
うつ熱 … 51
うつ病 … 102,109
腋窩（温）… 52,88
液性調節 … 15

か行

外殻温度 … 46
解剖学的死腔 … 35
解離性障害 … 109
過換気 … 104
過換気発作 … 104,110
拡散 … 33,36
拡散障害 … 37
核心温度 … 46
拡張期血圧 … 13
ガス運搬 … 33,38,42
仮性動脈瘤 … 131
カテコールアミン … 15,16,119
過敏症 … 138
カフ（カフサイズ）… 20,84
換気 … 33,42
間欠熱 … 49
間接法 … 20
陥没呼吸 … 86
関連痛 … 69
期外収縮 … 27
起坐呼吸 … 40
気道 … 33,42
奇脈 … 28
急性錯乱状態 … 55
急性膵炎 … 128
急性痛 … 70
仰臥位低血圧症候群 … 91
胸痛 … 72
クスマウル呼吸 … 40
クッシング現象 … 181
くも膜下出血 … 180,185
頸静脈怒張 … 124,177

頸動脈洞 …………………………… 15	脂質異常症 ………………………… 78	錐体外路症状 …………………… 106
傾眠 ………………………………… 55	死戦期呼吸 ………………………… 44	水泡音 ……………………………… 41
稽留熱 ……………………………… 49	死前喘鳴 …………………………… 99	睡眠 ……………………………… 108
下血 ………………………… 126,169	持続痛 ……………………………… 70	頭蓋内圧亢進 …………………… 182
血圧 …… 12,77,84,91,100,103,166,184	弛張熱 ……………………………… 49	頭痛 ………………………………… 72
血圧低下 ……………………… 17,152	実測値 ……………………………… 53	整脈 ………………………………… 27
血液分布異常性ショック ……… 153	シャント …………………………… 37	脊髄ショック ……………………… 19
血管造影 ………………………… 130	収縮期血圧 ………………… 13,30,84	セットポイント …………………… 47
血腫 ……………………………… 131	手術侵襲反応 …………………… 118	穿孔 ……………………………… 126
血栓 ……………………………… 131	出血 ………………… 18,126,131,166	前負荷 ………………………… 14,18
抗がん薬 ………………… 138,160	出血性ショック ………… 153,166	せん妄 ………………………… 55,148
抗菌薬 …………………………… 160	術後出血 ………………………… 124	造影剤 …………………… 130,160
口腔（温） ………………………… 52	循環血液量 ………… 22,85,92,123	総頸動脈 …………………………… 30
高血圧 ……………… 17,77,78,84,142	循環血液量減少性ショック …… 95,153	足背動脈 …………………………… 31
高血圧緊急症 ……………………… 17	上行性網様体賦活系 ……………… 56	
梗塞 ……………………………… 131	小脳出血 ………………………… 181	**た**行
呼吸 …… 32,78,83,86,93,100,104,124	蒸発 ………………………………… 48	体液喪失 ………………………… 153
呼吸音 ………………………… 41,78	小脈 ………………………………… 28	体温 ………………… 46,79,87,106
呼吸数 ………………… 34,39,86,93,125	上腕動脈 ……………………… 20,30,130	体性痛 ……………………………… 69
呼吸パターン ……………………… 40	徐呼吸 ……………………………… 39	大腿動脈 …………………… 31,130
呼吸副雑音 ………………………… 41	ショックインデックス ……… 95,168	大動脈弓 …………………………… 15
後負荷 ………………………… 14,19	ショックの 5P …………………… 127	大脈 ………………………………… 28
鼓膜（温） ………………………… 53	徐脈 ……………………………… 26,77	対流 …………………………… 48,88
コロトコフ音 ……………………… 20	心外閉塞・拘束性ショック …… 153	脱水 …………………………… 74,80,89
昏睡 ………………………………… 55	心筋収縮力 ……………… 15,19,22	多尿 ………………………………… 65
昏迷 …………………………… 55,109	神経原性ショック ……………… 153	チェーンストークス呼吸 …… 40,181
	神経障害性疼痛 …………………… 69	中心静脈圧 ………………… 124,177
さ行	神経性調節 ………………………… 15	直接法 ………………………… 20,22
酸塩基平衡 ………………………… 41	心原性ショック ………… 153,172	直腸（温） ……………………… 53,88
産褥熱 ……………………………… 94	心タンポナーデ ………………… 176	鎮静 ……………………………… 144
酸素化 ……………………… 33,37,42	心拍出量 …………… 14,22,38,167	鎮静深度 ………………………… 144
酸素解離曲線 ……………………… 45	心拍数 ……………………………… 93	鎮静薬 …………………………… 148
死腔 ………………………………… 35	深部静脈血栓症 …………………… 95	鎮痛 ……………………………… 146
死腔換気量 ………………………… 34	心不全 …………………………… 173	鎮痛薬 …………………………… 148
刺激伝導系 ………………………… 25	水血症 ……………………………… 94	低灌流所見（Cold）……………… 173

低血圧 … 17	肺胞 … 33	脈拍数 … 26,77,85
低体温症 … 51	肺胞換気量 … 34	夢幻状態 … 55
適応障害 … 102	肺胞死腔 … 35	無尿 … 64
笛音 … 41	背部痛 … 72	免疫・炎症反応 … 118
デルマトーム … 69	パーソナリティ障害 … 102	もうろう状態 … 55
てんかん … 109	発達障害 … 102	
伝導 … 48,88	発熱 … 49	● や行
橈骨動脈 … 29,30,99,130	発熱性好中球減少症 … 140	薬剤アレルギー … 130
疼痛 … 66,81,95,109	パニック症 … 110	輸血 … 132,160,169
糖尿病 … 65,78,80	パニック発作 … 110	輸入細動脈 … 15
動脈圧波形 … 13,22	パルスオキシメータ … 45	腰痛 … 72
動脈血ガス分析 … 41	半昏睡 … 55	予測値 … 53
突出痛 … 70	ビオー呼吸 … 40	
努力呼吸 … 44	必要水分量 … 89	
	貧血 … 94	
● な行	頻呼吸 … 39	
内視鏡検査 … 126	頻脈 … 26,77	
内臓痛 … 69	不安障害 … 102	
尿崩症 … 65,80	腹痛 … 72	
尿量 … 62,80,95,100,109	不顕性 … 78	
認識機能 … 54	不整脈 … 27,124,172	
妊娠高血圧症候群 … 92	フランク・スターリングの曲線 … 18	
認知症 … 57	平均血圧 … 13,63	
熱型パターン … 49	膀胱（温）… 53	
熱産生 … 47,87	放射 … 48,87	
熱中症 … 51	乏尿 … 64	
捻髪音 … 41	ホメオスターシス … 8	
脳血管障害 … 180		
脳梗塞 … 180,184	● ま行	
脳ヘルニア … 181	末梢血管抵抗 … 14,167	
	慢性痛 … 70	
● は行	ミオグロビン尿 … 107	
敗血症 … 154	水中毒 … 65	
敗血症性ショック … 153,154	脈圧 … 22,24,172,177	
バイタルサイン … 6	脈拍 … 24,77,85,92,100,104	

参考文献

第1章　バイタルサインの意味と測定法

【1　血圧】
卯野木健：クリティカルケア看護入門 改訂第2版 "声にならない訴え"を理解する，学研メディカル秀潤社，p81-99，2015．
田中竜馬：Dr.竜馬のやさしくわかる集中治療 循環・呼吸編～内科疾患の重症化対応に自信がつく！，羊土社，p30-36，130-143，2016．
医療情報科学研究所：フィジカルアセスメントがみえる，メディックメディア，p48-63, 2015.
N.H.Naqvi and M.D.Blaufox：Blood Pressure Measurement An Illustrated History, 1998, 山口隆洋訳：血圧測定及び血圧計のイラスト入り歴史，エス・エム・アイ・ジャパン，p47-60，2015．
Kuck K, Baker PD：Perioperative Noninvasive Blood Pressure Monitoring, Anesth Analg., 127(2), p408-411, 2018.
Marik PE, Monnet X, Teboul JL：Hemodynamic parameters to guide fluid therapy. Ann Intensive Care, 21;1(1):1, 2011.

【2　脈拍】
医療情報科学研究所：フィジカルアセスメントがみえる，メディックメディア，p48-63，2015．
桑原美弥子他：まるごと やりなおしのバイタルサイン アセスメント力がつく！正常・異常がわかる！，メディカ出版，p30-41，2016．
藤野智子他：基礎と臨床がつながる バイタルサイン 血圧・脈拍・体温・呼吸・意識・SpO$_2$，学研メディカル秀潤社，p40-52，2014．

【3　呼吸】
讃井將満他：人工呼吸管理に強くなる～人工呼吸の基礎から病態に応じた設定 トラブル対応まで 誰も教えてくれなかった人工呼吸管理のABC，羊土社，p16-31，2011．
田中竜馬：Dr.竜馬のやさしくわかる集中治療 循環・呼吸編～内科疾患の重症化対応に自信がつく！，羊土社，p218-237，2016．
藤野智子他：基礎と臨床がつながる バイタルサイン 血圧・脈拍・体温・呼吸・意識・SpO2，学研メディカル秀潤社，p98-122，2014．
卯野木健：クリティカルケア看護入門 改訂第2版 "声にならない訴え"を理解する，学研メディカル秀潤社，p108-138，2015．

【4　体温】
井上幸子他：看護と人間【2】人間の生物学的とらえ方，日本看護協会出版会，p223-227，1993．
村中陽子他：看護ケアの根拠と技術，医歯薬出版，p162-170，2013．
西田修：ICU・CCU看護の超重要ポイントマスターブック，メディカ出版，p57-63，2013．
菱沼典子：看護形態機能学，日本看護協会出版会，p21-23，2001．
道又元裕：体温モニタ，重症集中ケア，日総研，Vol.15 No.2，p47-52，2016．

【5　意識】
田村綾子他：3ステップでわかる脳神経疾患看護技術，ブレインナーシング，メディカ出版，春季増刊，p162-167，2010．
池田亮：脳卒中急性期 観察とドクターコール，日総研出版，p18-19，40-43，56-58，2015．
武田保江他：特集脳梗塞患者の意識レベルの判断や浮腫・頭蓋内圧管理とモニタリング，脳の看護実践，日総研，6・7月号，p2-6，2016．
医療情報科学研究所：病気がみえる Vol.7 脳・神経，メディックメディア，p456-457，2011．
森田明夫：これだけは知っておきたい脳神経外科ナーシングQ&A　第2版，総合医学社，p12-15，176-177，2014年．
大塚淳子：流れでわかる！脳神経フィジカルアセスメントの進め方，エキスパートナース，Vol.30 No.2，p64-66，2014．

【6　尿量】
増田敦子：身体のしくみとはたらき楽しく学ぶ解剖生理，サイオ出版，2015．

【7　疼痛】
小澤桂子：疼痛評価．完全版ビジュアル臨床看護技術ガイド，照林社，p113，2016．

第2章　対象により注意すること

【1　高齢者】
亀井智子：老年看護学概論・老年保健，メヂカルフレンド社，p2-38，2016．
小澤利男：脈圧測定の臨床，arterial stiffness, No.8,, p9-15, 2005.

【2　小児】
笠井正志他：HAPPY! こどものみかた 第2版，日本医事新報社，p19-38，2016．
American Heart Association：PALSプロバイダーマニュアル，シナジー，p8-18，2013．
市江和子：小児看護学，オーム社，p142-148，2014．
三浦規雅：ICUに入室する小児の集中ケア 循環評価と早期介入，重症集中ケア vol.15, no4, 日総研，p114-117，2016．
山田浩：【クローズアップ　図説　最新の小児科処置】小児の体温・血圧測定，小児内科 45巻4号，p616-618，2013．

【3　妊産婦】
産婦人科診療ガイドライン―産科編 2017 http://www.jsog.or.jp/activity/pdf/gl_sanka_2017.pdf
産科危機的出血への対応指針 2017 http://www.jaog.or.jp/all/letter_161222.pdf
日本母体救命システム普及協議会，京都産婦人科救急診療研究会：産婦人科必修 母体急変時の初期対応 第2版，メディカ出版，2017．
医療情報科学研究所：病気がみえる vol.10 産科，メディックメディア，2013．

【4　終末期】
柏木夕香：看取りの場面でのバイタルサイン測定と，心電図モニター，緩和ケア，青海社，25（6）p53-56，2015．
川西千恵美：終末期，バイタルサインはどのように変化していく？，Expert Nurse，照林社，33（1），p42-43，2016．
佐藤寿衣：バイタルサイン・心電図モニタ　数値にとらわれて，臨death期の症状を見逃してはいけない，Expert Nurse，照林社，31（7），p128-129，2015．
白土明美他：時間，日の単位の余命を予測するための指標たち 「今日は大丈夫か」「いよいよ今夜か」を見積もる，緩和ケア，青海社，26（5），p350-355，2016．
新城拓也：主治医による死亡確認や臨終の立会いが，家族の心理に及ぼす影響についての調査研究，Palliative Care Research，5(2)，p162-170，2010．
濱口恵子他：一般病棟でできる！がん患者の看取りのケア　あなたの疑問にがん看護専門看護師が答えます，日本看護協会出版会，2008．
ＮＴＴ東日本関東病院看護部：緩和ケアマニュアル一般病棟用，2017．

【5 精神疾患をもつ患者さん】
吉浜文洋：なぜ睡眠のアセスメントなのか パート①—回復過程と睡眠，精神科看護，精神看護出版，39(6)，p4-16，2012．
大塚恒子他：改訂 精神科ビギナーズ・テキスト 身体管理編，精神看護出版，2014．
厚生労働省：重篤副作用疾患別対応マニュアル 悪性症候群 https://www.mhlw.go.jp/topics/2006/11/dl/tp1122-1j01.pdf（2018 年 8 月現在）
馬渕寿史："今さら聞けない"レベルで解説する精神科で必要な身体ケア技術 1 バイタルサイン「意識障害」と「体温」をみる，精神看護，医学書院，p92-98，11（6），2008．
馬渕寿史："今さら聞けない"レベルで解説する精神科で必要な身体ケア技術 2 バイタルサイン「呼吸」と「脈拍・血圧」をみる，精神看護，医学書院，p92-110，12（1），2009．
美濃由紀子：バイタルサインの見方 精神科だから注意したいポイントを押さえながら，精神看護，医学書院，9(5)，p38-47，2006．
浅井邦也：特集 精神科診療でみられる検査値異常の鑑別とその対応 頻脈・徐脈・不整脈，臨床精神医学，アークメディア，47(4)，p381-386，2018．
福本一夫他：精神科診療でみられる検査値異常の鑑別とその対応 熱発，臨床精神医学，アークメディア，47(4)，p387-392，2018．
黒木規臣他：4. 心循環系の副作用 4. 血圧の変化（高血圧，起立性低血圧など），臨床精神医学，アークメディア，36 巻増刊号，p160-163，2007．
中村論：解説 悪性症候群を防ぐには，精神看護，医学書院，20(6)，p526-529，2017．
大田凡：10 過呼吸症候群，臨床研修プラクティス，文光堂，p78-80，3(7)，2006．
中井久夫他：看護のための精神医学 第 2 版，医学書院，2004．

第 3 章 状況別 バイタルサイン

【1 救急】
桑原美弥子他：まるごと やりなおしのバイタルサイン アセスメント力がつく！ 正常・異常がわかる！ メディカ出版，2016．
寺師栄，中谷茂子他：【症状別・疾患別】救急看護アセスメントマップ，日総研，2004．

【2 周術期】
道又元裕：すごく役立つ周術期の全身管理，学研メディカル秀潤社，2018．
道又元裕：病態が分かる循環器系の検査データの読み方と薬剤，重症集中ケア，日総研，10(6)，2011．

【3 検査後】
落合慈之他：消化器疾患ビジュアルブック．学研メディカル秀潤社，p234，2009．
福井次矢，高木誠，小室一成：今日の治療指針 2018．医学書院，2018．

【5 化学療法】
日本がん看護学会，日本臨床腫瘍学会，日本臨床腫瘍薬学会：がん薬物療法における曝露対策合同ガイドライン，金原出版，p3，2015．
中根実：がんエマージェンシー化学療法の有害反応と緊急症への対応，医学書院，p44-73，p99-134，2015．
日本がん看護学会他：オンコロジックエマージェンシー 病棟・外来での早期発見と帰宅後の電話サポート，医学書院，p127-138，p153-154，2016．
南博信他：ハイリスク患者のがん薬物療法ハンドブック 多様化・複雑化する患者への治療戦略を身につける，羊土社，p62-68，2017．
濱口恵子他：がん化学療法ケアガイド 改訂版，中山書店，p108-115，p127-135，2012．
泉大輔他：分子標的薬の副作用ケアガイド速習講座 Q & A 高血圧，プロフェッショナルがんナーシング，vol.4 No.6，p 6-7，2014．

【6 鎮静】
日本集中治療医学会 J-PAD ガイドライン作成委員会編：日本版・集中治療室における成人重症患者に対する痛み・不穏・せん妄管理のための臨床ガイドライン，日本集中治療医学会誌，21，p539-579，2014．
大野博：ICU/CCU の薬の考え方，使い方，中外医学社，2013．

第 4 章 病態とバイタルサイン

【1 ショック】
❶ 敗血症性ショック
日本集中治療医学会，日本救急医学会：日本版 敗血症診療ガイドライン 2016．
日本感染症学会，日本化学療法学会 JAID/JSC 感染症治療ガイド・ガイドライン作成委員会 敗血症ワーキンググループ：JAID/JSC 感染症治療ガイドライン 2017——敗血症およびカテーテル関連血流感染症——，p20，2018．
日本救急医学会：救急診療指針 改訂第 5 版，へるす出版，p338，2018．

❷ アナフィラキシーショック
日本アレルギー学会：アナフィラキシーガイドライン，2014．
日本医療安全調査機構：注射剤によるアナフィラキシーに係る死亡事例の分析，p16-19，2018．

❹ 心原性ショック
日本循環器学会他：急性心不全治療ガイドライン（2011 年改訂版），p7，2011．
日本集中治療医学会 看護テキスト作成ワーキンググループ：集中治療看護師のための臨床実践テキスト（疾患・病態編），真興交易(株)医書出版部，p73，2018．
日本循環器学会／日本心不全学会合同ガイドライン：急性・慢性心不全診療ガイドライン（2017 年改訂版），p18，2018．
Anju Nohria, Sui W Tsang etc.：Clinical assessment identifies hemodynamic profiles that predict outcomes in patients admitted with heart failure, Journal of the American College of Cardiology, 41(10)，p1197-1804，2003．

❺ 心タンポナーデによるショック
日本救急医学会用語集 http://www.jaam.jp/html/dictionary/dictionary/word/0120.htm（2018.9/19 閲覧）
循環器用語ハンドブック https://med.toaeiyo.co.jp/contents/cardio-terms/test-exam-diagnosis/4-3.html（2018.9/19 閲覧）

【2 脳血管障害】
田村綾子他：3 ステップでわかる脳神経疾患看護技術，ブレインナーシング，メディカ出版，春季増刊，p162-167，2010．
児玉南海雄他：標準脳神経外科学 第 14 版，医学書院，p133-136，222，2017．
医療情報科学研究所：病気がみえる Vol.7 脳・神経，メディックメディア，p456-457，2011．

編著

木下佳子（きのした・よしこ）

日本鋼管病院副院長兼看護部長

看護学博士、集中ケア認定看護師。1999 年集中ケア認定看護師、2006 年に急性・重症患者看護専門看護師の認定を受ける。NTT 東日本関東病院集中治療室看護長、副看護部長を経て、2021 年より現職。2011 年に東京医科歯科大学大学院博士後期課程を修了し、看護学博士号を取得。集中治療室・クリティカルケア領域の看護ケア、肺血栓塞栓症予防ケアなどの分野を中心に執筆や講演などを行っている。
編著書に『完全版 ビジュアル臨床看護技術ガイド』（照林社）がある。

本文デザイン　南雲デザイン
イラスト　フジサワミカ
校正　中西佐保子、渡邉郁夫
編集担当　柳沢裕子（ナツメ出版企画株式会社）
編集協力　オフィス 201（山田理絵）

本書に関するお問い合わせは、書名・発行日・該当ページを明記の上、下記のいずれかの方法にてお送りください。電話でのお問い合わせはお受けしておりません。
・ナツメ社 web サイトの問い合わせフォーム
https://www.natsume.co.jp/contact
・FAX（03-3291-1305）
・郵送（下記、ナツメ出版企画株式会社宛て）
なお、回答までに日にちをいただく場合があります。正誤のお問い合わせ以外の書籍内容に関する解説・個別の相談は行っておりません。あらかじめご了承ください。

ナツメ社 Webサイト
https://www.natsume.co.jp
書籍の最新情報（正誤情報を含む）はナツメ社Webサイトをご覧ください。

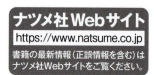

これならわかる！

バイタルサイン 見かたとアセスメント

2019年 4 月 1 日　初版発行
2024年 3 月10日　第 4 刷発行

編著者　木下佳子
発行者　田村正隆

© Kinoshita Yoshiko, 2019

発行所　株式会社ナツメ社
東京都千代田区神田神保町 1-52　ナツメ社ビル 1F（〒 101-0051）
電話　03（3291）1257（代表）　FAX　03（3291）5761
振替　00130-1-58661
制　作　ナツメ出版企画株式会社
東京都千代田区神田神保町 1-52　ナツメ社ビル 3F（〒 101-0051）
電話　03（3295）3921（代表）
印刷所　ラン印刷社

ISBN978-4-8163-6591-1

Printed in Japan

〈定価はカバーに表示してあります〉〈落丁・乱丁本はお取り替えいたします〉
本書の一部または全部を著作権法で定められている範囲を超え、
ナツメ出版企画株式会社に無断で複写、複製、転載、データファイル化することを禁じます。